PROPOSITIONS ET OBSERVATIONS

D'ANATOMIE, DE PHYSIOLOGIE

ET DE PATHOLOGIE.

THÈSE

Présentée et soutenue à la Faculté de Médecine de Paris, le 8 août 1837, pour obtenir le grade de Docteur en Médecine;

Par CHARLES DENONVILLIERS, de Paris,

Aide d'anatomie à la Faculté de Médecine, ancien Interne et Lauréat des hôpitaux civils de Paris, Membre de la Société anatomique, etc., etc.

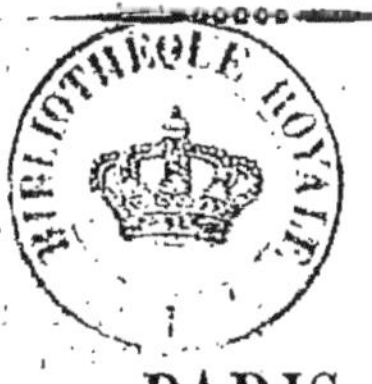

PARIS.

IMPRIMERIE ET FONDERIE DE RIGNOUX ET C°,

IMPRIMEURS DE LA FACULTÉ DE MÉDECINE,

Rue des Francs-Bourgeois-Saint-Michel, 8.

1837.

FACULTÉ DE MÉDECINE DE PARIS.

Professeurs.

M. ORFILA, DOYEN.

MM.

Anatomie..............................	BRESCHET.
Physiologie............................	BÉRARD (aîné), Président.
Chimie médicale........................	ORFILA.
Physique médicale......................	PELLETAN.
Histoire naturelle médicale	RICHARD.
Pharmacologie..........................	....
Hygiène................................	....
Pathologie chirurgicale.................	MARJOLIN. GERDY.
Pathologie médicale....................	DUMÉRIL. ANDRAL.
Anatomie pathologique..................	CRUVEILHIER, Examinateur.
Pathologie et thérapeutique générales.....	BROUSSAIS.
Opérations et appareils.................	RICHERAND.
Thérapeutique et matière médicale........	ALIBERT, Examinateur.
Médecine légale........................	ADELON.
Accouchements, maladies des femmes en couches et des enfants nouveau-nés.....	MOREAU.
Clinique médicale	FOUQUIER. BOUILLAUD. CHOMEL. ROSTAN.
Clinique chirurgicale...................	JULES CLOQUET. SANSON (aîné). ROUX. VELPEAU, Examinateur.
Clinique d'accouchements...............	DUBOIS (PAUL).

Agrégés en exercice.

MM.	MM.
BÉRARD (AUGUSTE).	JOBERT.
BOUCHARDAT.	LAUGIER.
BOYER (PHILIPPE).	LESUEUR.
BROUSSAIS (CASIMIR).	MÉNIÈRE.
BUSSY.	MICHON, Examinateur.
DALMAS.	MONOD, Examinateur.
DANYAU.	REQUIN.
DUBOIS (FRÉDÉRIC).	ROBERT.
GUÉRARD.	ROYER-COLLARD.
GUILLOT.	VIDAL.

A MON GRAND PÈRE.

A MON PÈRE ET A MA MÈRE.

C. DENONVILLIERS.

À MESSIEURS LES PROFESSEURS

DE LA FACULTÉ DE MÉDECINE DE PARIS.

C. DENONVILLIERS.

PROPOSITIONS ET OBSERVATIONS

D'ANATOMIE, DE PHYSIOLOGIE

ET DE PATHOLOGIE.

PREMIÈRE PARTIE.

ANATOMIE ET PHYSIOLOGIE.

ARTICLE PREMIER.

Anatomie et physiologie des nerfs de la langue.

Depuis que les physiologistes ont établi par voie d'expérimentation la séparation des nerfs en ceux du sentiment, ceux du mouvement et ceux des sensations spéciales, l'anatomie des nerfs a acquis un intérêt nouveau; il est devenu véritablement important de déterminer d'une manière exacte l'origine des paires nerveuses, leurs anastomoses et le mode de distribution de leurs ramifications terminales. Ce besoin se fait surtout sentir lorsqu'on étudie un organe dont les fonctions sont multiples et la structure compliquée. La langue, par exemple, qui prend part à plusieurs actes, qui joue un rôle dans la mastication, la déglutition, l'articulation des sons et la gustation, la langue reçoit des nerfs de trois sources différentes. Comment démêler, parmi ces trois nerfs, celui qui tient sous sa dépendance les mouvements, celui qui appartient aux sensations générales ou spéciales, si l'on n'a d'abord acquis les notions les plus exactes sur leurs trajets, leurs rapports et leurs terminaisons ? Ce sont sans doute ces considérations qui ont engagé les professeurs de cette faculté à proposer les nerfs de la langue pour sujet de pièces anatomiques, dans un concours d'aide d'anatomie dont l'époque est déjà éloignée (novembre 1833). Voici les résultats auxquels je suis arrivé, ainsi que la plupart de mes compétiteurs; résultats qui ont contribué, comme je le ferai voir, à modifier les opinions que les physiologistes s'étaient faites touchant les fonctions des nerfs de la langue.

La langue reçoit les nerfs hypoglosse, lingual, glosso-pharyngien.

1° Le nerf hypoglosse, après s'être anastomosé sur le muscle hyoglosse avec la branche linguale, se loge dans l'épaisseur même de la langue, et se prolonge jusqu'à sa pointe, en fournissant une quantité innombrable de filets courts, qui s'anastomosent entre eux, et se perdent en entier dans le tissu musculaire.

2° Les filets terminaux du nerf lingual se distribuent à la membrane muqueuse de la face inférieure de la langue, à celle qui en revêt la pointe, au tissu gingival, aux glandes sublinguales, et enfin à la membrane muqueuse qui recouvre le dos de la langue dans ses deux tiers antérieurs. Ces derniers filets, au nombre de dix à douze, sont les plus remarquables ; ils contrastent avec ceux de l'hypoglosse par leur longueur et leur gracilité, pénètrent dans la langue par sa face inférieure, et en traversent presque toute l'épaisseur sans lui abandonner aucun filet. Ce n'est qu'au moment de se terminer dans la membrane muqueuse qu'ils forment de petits renflements, dont chacun laisse échapper cinq ou six filets déliés et courts qui vont en rayonnant s'épuiser dans le tissu charnu.

3° Le nerf glosso-pharyngien se termine dans la muqueuse qui revêt la base de la langue, les amygdales, les piliers du voile du palais et le pharynx; aucun de ses filets ne se consume dans les muscles de la langue, contrairement à l'assertion de la plupart des auteurs. Quelques-uns traversent les muscles stylo-glosse et stylo-pharyngien, de sorte que l'on pourrait croire qu'ils s'y arrêtent, et c'est là sans doute ce qui a induit les anatomistes en erreur ; mais en poursuivant la dissection avec soin, on ne tarde pas à se convaincre que ces filets vont audelà et jusque dans la muqueuse. La démonstration de ce fait, nouvellement observé, appartient non-seulement à moi, mais aussi à MM. Maisonneuve, prosecteur des hôpitaux, et Andral, prosecteur de cette faculté.

Ainsi, en résumé, des trois nerfs que reçoit la langue, l'un se distribue aux muscles, les deux autres se terminent dans la membrane muqueuse : le lingual dans les deux tiers antérieurs, le glosso-pharyngien dans la partie la plus reculée. La conséquence qui découle nécessairement de ces données anatomiques, c'est que le nerf hypoglosse préside exclusivement aux mouvements de la langue. Ce point a été mis hors de doute par les expériences de Shaw, Blondel, Herbert Mayo. (*Journal de physiologie de M. Magendie*, t. II, p. 145; t. III, p. 206-256.) Si, comme ce dernier auteur l'admet, le nerf hypoglosse possède une sensibilité particulière, qu'il désigne sous le nom de *sensibilité musculaire*, il est probable que cette sensibilité obtuse ne réside pas dans le nerf lui-même; il l'emprunte aux rameaux anastomotiques du lingual, de la même manière que le facial reçoit la sienne des filets que lui abandonne le nerf auriculaire antérieur.

Quant aux nerfs lingual et glosso-pharyngien, qui tous deux s'épuisent dans la membrane muqueuse, cette identité de distribution rend plus difficile la détermination rigoureuse de leurs fonctions; aussi les physiologistes sont-ils loin d'être d'accord à ce sujet. Pénétré de l'idée que le nerf de la cinquième paire étend son influence sur tous ceux des organes des sens qui siégent à la tête, M. Magendie tient peu de compte du nerf glosso-pharyngien, et fait dans la sensation du goût une large part au nerf lingual. D'un autre côté, M. Vernière, qui s'est livré à une série d'expériences destinées à fixer les points précis où est produite l'impression des saveurs, croit pouvoir en conclure que le glosso-pharyngien est le nerf spécial du goût. Entre deux opinions si diamétralement opposées, quel parti prendre ? Examinons, et tâchons de mettre d'accord les expériences et l'anatomie.

Dans l'article ingénieux, qu'il a publié en 1827 (*Journal des progrès*), M. Vernière établit que les joues, les gencives, la voûte palatine, le milieu et le dos de la langue sont complètement dépourvus de la sensibilité gustative; les points sensibles aux saveurs sont les côtés et la pointe de la langue, sa face inférieure et la membrane muqueuse qui recouvre les glandes sublinguales; sa base, les piliers et le voile du palais qui forment au fond de la bouche un cercle complet, partout sensible, enfin le pharynx, lui-même. Ainsi, dit l'auteur, le sens du goût, pris dans son ensemble, se présente sous la forme d'un cône dont le sommet est sur la pointe de la langue, et la base vers le pharynx; à mesure que l'aliment s'avance, il développe des sensations plus étendues et plus vives, et le plaisir trace devant lui la route qu'il doit suivre. Pour donner quelque valeur à ces recherches, il faut en contrôler les résultats par l'anatomie, et constater quel est celui des deux nerfs qui alimente les parties où se développe l'impression des saveurs. Eh bien! cette comparaison établit que tous deux y contribuent, mais d'une manière inégale. C'est le nerf lingual, il est vrai, qui fournit les branches qui animent la face inférieure, la pointe et les côtés de la langue; mais c'est aussi lui qui se distribue au dos de la langue et aux gencives, qui sont douées seulement de la sensibilité générale et ne reçoivent pas l'impression des saveurs. Le glosso-pharyngien au contraire, envoie ses filets dans la base de la langue, les piliers du voile du palais et le pharynx, c'est-à-dire dans les parties où la sensibilité gustative jouit de la plus grande énergie; et il n'est aucune des portions de membrane muqueuse auxquelles ce nerf se distribue qui ne soit sensible aux saveurs. A ces raisons déduites de la disposition normale des parties, si nous ajoutons que, dans le cas où la cinquième paire a été détruite soit par le bistouri de l'expérimentateur, soit par la maladie, la paralysie du goût et de la sensibilité générale s'est toujours bornée au côté correspondant de la langue, la base demeurant, des deux côtés, sensible au toucher et aux saveurs (Herbert Mayo, Magendie; *Journal de physiologie*, t. III, p. 357, t. IV, p. 176 et 304); ne serons-nous pas en droit de conclure qu'il n'y a point de nerf spécial et unique de la gustation?

les nerfs lingual et glosso-pharyngien y contribuent chacun pour leur part ; et, s'il s'agissait d'établir leur degré relatif d'importance sous ce rapport, loin de conclure en faveur du nerf lingual, peut-être serait-il juste d'admettre pour le goût, comme pour les autres sens, un nerf spécial, le glosso-pharyngien, dont le lingual serait seulement l'accessoire.

Ces idées que j'ai publiées dès le mois de juin 1834 dans les *Bulletins de la Société anatomique*, et que je me proposais de vérifier par quelques expériences sur les animaux ont été soumises à cette épreuve par Panizza (*London medical Gazette*, octobre 1835), et les résultats auxquels il est arrivé sont trop importants pour que je les passe sous silence. Selon lui, la section du nerf hypoglosse fait cesser les mouvements de la langue, et laisse intacts le goût et la sensibilité générale. La section du lingual paralyse la sensibilité générale, et le goût persiste ainsi que les mouvements. Les nerfs lingual et hypoglosse coupés, le goût demeure intact ; enfin, la section du nerf glosso-pharyngien détruit complétement le goût, sans nuire aux mouvements ni à la sensibilité générale. Bien que ces faits se rapprochent beaucoup de mes prévisions, je ne les accepte cependant qu'avec réserve, et je ne puis m'empêcher de penser que Panizza a mis dans leur expression quelque chose de trop absolu : en admettant, en effet, avec lui que le nerf lingual soit le nerf de la sensibilité générale et le glosso-pharyngien celui du goût, comment concevoir que la section de l'un ou de l'autre anéantisse la sensibilité ou le goût dans toute l'étendue de la langue ; c'est-à-dire dans des parties auxquelles ces nerfs ne fournissent pas un filet ? Je persiste donc à penser, et je conclue que 1° le nerf hypoglosse préside aux mouvements ; 2° les nerfs lingual et glosso-pharyngien tiennent sous leur dépendance à la fois la sensibilité gustative et la sensibilité générale, chacun dans la partie de la langue à laquelle il se distribue.

Je suis heureux de me rencontrer en ce point avec M. le professeur Bérard ; cette opinion est en effet celle qu'il a adoptée et qu'il enseigne chaque année dans son cours.

ARTICLE DEUXIÈME

Artères de l'œil et de l'orbite

De toutes les parties qui entrent dans la composition de l'œil, il n'en est peut-être aucune, dont l'histoire soit aussi avancée que celle des artères. Elles ont été décrites et figurées par Ruysch, Haller, Zinn, et plus récemment par Sœmmering, avec une perfection qui ne laisse presque rien à désirer. Aussi, est-il probable que, si cette tâche ne m'avait pas été imposée dans un concours ouvert devant cette faculté (le 1er août 1834), je n'aurais pas eu la hardiesse d'aborder un sujet si délicat et qui a été traité par tant d'anatomistes éminents. Trois mois de dissections pénibles et laborieuses n'ont produit qu'un petit nombre d'observations nouvelles; et le plus souvent, mon rôle s'est borné à constater l'exactitude des descriptions, consignées dans les ouvrages que je viens de citer. Cependant, je ne crois pas inutile de publier le résumé de mes recherches, parce qu'à défaut d'autre mérite, elles en ont un, que je regarde comme essentiel, celui de l'authenticité. Tous les détails qui vont suivre, je les ai vérifiés par plus de soixante dissections, je les ai démontrés publiquement; enfin, je les ai mis en évidence sur des pièces nombreuses, préparées de manière à se conserver indéfiniment et exposées aux regards de tous dans le musée de cette faculté.

Les artères de l'œil et de l'orbite proviennent d'une source unique, de l'artère ophthalmique. Celle-ci naît de la carotide interne; dans des cas fort rares, elle est fournie par la méningée moyenne; notre musée anatomique possède un exemple de cette anomalie remarquable, dans laquelle la circulation de l'œil se trouve sous la dépendance de la carotide externe. Les branches fournies par l'artère ophthalmique sont la lacrymale, la centrale de la rétine, la sus-orbitaire, les ciliaires longues et courtes, les deux musculaires, les deux ethmoïdales, les deux palpébrales internes; l'artère elle-même se partage en branches

nasale et frontale. Je n'insisterai pas également sur chacune de ces artères; il en est que je passerai complétement sous silence. Il ne faut li
L'artère lacrymale, fournie quelquefois par l'artère méningée
moyenne, est la source des deux palpébrales externes, et s'épuise
dans l'épaisseur de la paupière, après avoir alimenté la glande lacrymale. Quant aux petits ra-
meaux postérieure de la capsule cristalline.
L'artère centrale de la rétine offre l'exemple unique dans l'écono-
mie d'une artère qui pénètre un nerf, et parcourt un trajet de quelques lignes dans la substance nerveuse. Dans l'œil, elle se partage en
rameaux latéraux et rameau direct. Les rameaux latéraux, au nombre
de trois, se portent en divergeant dans la rétine, et y jettent des ramifications nombreuses, dont quelques-unes forment constamment
autour de la tache jaune un cercle vasculaire qui a été bien indiqué et
figuré par Sœmmering. Ces rameaux sont faciles à découvrir; c'est
même une opinion accréditée qu'on peut les étudier sans injection
préalable, parce qu'on les trouve sur la plupart des cadavres, injectés
naturellement par du sang. Le fait sur lequel repose cette opinion,
c'est-à-dire l'injection naturelle des vaisseaux de la rétine par le sang
est bien réel; mais je partage l'opinion de Zinn qui les considère
comme des veines; c'est en effet dans cet ordre de vaisseaux que le
sang stagne après la mort, et d'un autre côté les veines de la rétine
ne diffèrent des artères que par leur calibre qui est plus considérable;
quant à la distribution, elle est la même, ainsi que je l'ai constaté en
injectant comparativement les deux espèces de vaisseaux. Le rameau
direct marche d'avant en arrière dans le canal hyaloïdien, donne che-
min faisant quelques rameaux grêles qui s'enfonce dans le corps
vitré, supportés sans doute par des lamelles fibreuses de la membrane
hyaloïdienne, arrive à la face postérieure du cristallin, et se divise là en
cinq ou six ramuscules qui s'irradient dans la lame postérieure de la
capsule cristalline. L'injection du rameau hyaloïdien est très-difficile à
obtenir; je n'y suis parvenu qu'après beaucoup d'essais infructueux;
j'ai pour cela choisi un fœtus à terme, et je me suis servi pour matière
à injection de colle de peau, colorée avec du vermillon. Je ne conçois

pas comment Zinn a pu injecter cette branche si déliée avec de la cire;
il faut qu'il ait manqué d'exactitude dans l'indication de la substance
qu'il a employée. Quoi qu'il en soit, j'ai pu, à l'aide du moyen que
j'indique, injecter le rameau hyaloïdien sur le veau; je l'ai aussi in-
jecté trois fois sur l'homme, et j'ai conservé injectée et desséchée la
lame postérieure de la capsule cristalline. Quant aux petits ramuscules
que Zinn dit avoir vus plonger dans le cristallin même, je n'ai pas été
assez heureux pour les apercevoir. Un fait assez curieux, c'est que,
dans les trois injections, le rameau hyaloïdien a toujours présenté un
renflement en forme d'ampoule, de deux à trois lignes de longueur,
dans son trajet au travers du corps vitré. J'ai d'abord pensé que cela
pouvait être la conséquence d'une rupture; la constance de cette disposition, qui d'ailleurs n'a pas empêché l'injection de la capsule cristalline, m'a depuis inspiré quelque doute à cet égard.

Les artères ciliaires postérieures courtes, au nombre de trente ou
quarante, très-flexueuses avant leur entrée dans l'œil, ne sont pas,
comme on le dit généralement, disposées en cercle autour du nerf
optique; on les trouve partagées en deux paquets qui traversent la
sclérotique sur les côtés de l'insertion de ce nerf, et dont l'externe,
plus volumineux, correspond au centre de l'œil. A leur passage dans
la sclérotique, ces artères lui abandonnent des rameaux très-déliés;
elles se ramifient ensuite dans la choroïde et vont enfin se perdre dans
les procès ciliaires, organes éminemment vasculaires. Quelques rameaux se jettent dans le grand cercle artériel de l'iris. Quant à ceux
qui, suivant Haller et Petit, se portent des procès ciliaires à la capsule antérieure du cristallin, je n'ai pas pu les découvrir.

Les artères ciliaires postérieures longues pénètrent aussi dans l'œil
sur les côtés du nerf optique; l'externe est la plus volumineuse; chacune perce la sclérotique très-obliquement, se place entre elle et la
choroïde, et, arrivée au niveau de la grande circonférence de l'iris, se
partage en deux branches, qui se portent en haut et en bas, et vont à
la rencontre de celles du côté opposé. De l'union de ces branches
entre elles et avec les ciliaires antérieures, résulte le grand cercle ar-

tériel de l'iris, sorte de couronne vasculaire, d'où s'échappent, 1° quelques rameaux excentriques qui s'anastomosent avec les ciliaires postérieures; et 2° une multitude de rameaux concentriques, qui tendent vers la petite circonférence de l'iris. Parmi ces derniers, les uns arrivent directement jusqu'au bord de la pupille; d'autres s'envoient réciproquement des branches de communication, qui forment, vers le milieu de l'iris, un second cercle artériel, source nouvelle de petits rameaux rectilignes et convergents, dirigés vers la pupille; enfin, tous les rameaux qui sont parvenus au bord de cette ouverture donnent naissance par leurs anastomoses à un dernier anneau vasculaire, qu'on désigne sous le nom de petit cercle artériel de l'iris. Sur le fœtus qui n'a pas atteint le septième ou le huitième mois, la pupille est obstruée par une membrane qu'on a nommée pupillaire; il n'y a pas alors de petit cercle artériel de l'iris, parce que les artères iriennes se prolongent dans la membrane pupillaire, en décrivant des anses qui se regardent toutes par leur convexité. Plus tard, survient dans la membrane une déchirure qui commence par le centre et qui s'agrandit progressivement, phénomène qui a été attribué à la force de rétraction des anses vasculaires. Quoi qu'il en soit, il est certain qu'après la rupture de la membrane pupillaire, les lambeaux reviennent peu à peu sur eux-mêmes, et les anses vasculaires se retirent en même temps; enfin, un moment arrive où la pupille est entièrement formée, et où les anses vasculaires en bordent le contour, constituant alors le petit cercle artériel de l'iris. Parmi les pièces que j'ai déposées au Musée, il y a deux injections à la colle sur lesquelles on peut très-bien suivre les progrès du retrait des anses vasculaires.

Les artères musculaires, divisées en supérieure et inférieure, sont remarquables par la distribution de leurs branches terminales. Celles-ci représentent deux plans : l'un, qu'on pourrait appeler palpébral, supporté par la portion palpébrale de la conjonctive, consiste en rameaux flexueux qui descendent en diminuant progressivement de volume, et finissent par s'unir avec des petites branches émanées des artères palpébrales; l'autre plan, profond ou musculaire, placé au-dessous de la conjonctive oculaire, dans l'épaisseur même des muscles droits, alimente la membrane muqueuse, et jette aussi dans la sclérotique des rameaux très-fins, qui vont en partie s'anastomoser avec ceux que cette membrane a reçus des ciliaires postérieures courtes, en partie former le cercle vasculaire radié, qu'on observe autour de la cornée transparente; il se termine enfin par les artères ciliaires antérieures. Celles-ci, au nombre de dix ou douze, percent la sclérotique à peu de distance de la cornée, et gagnent le grand cercle artériel de l'iris; j'en ai constamment remarqué quatre volumineuses et disposées symétriquement, deux en haut, deux en bas, qui, entrant dans le cercle artériel de l'iris par des points directement opposés aux artères ciliaires postérieures longues, semblent destinées à renforcer celles-ci, et à compléter la chaîne vasculaire qui entoure la grande circonférence de l'iris. Presque toujours aussi j'en ai rencontré une médiocrement développée, située en dedans, c'est-à-dire du côté qui correspond à l'artère ciliaire postérieure la moins grosse. Quant aux six ou huit autres, beaucoup plus petites, elles ne paraissent pas avoir d'autre usage que d'établir une communication entre les vaisseaux intérieurs de l'œil et ceux qui lui sont extérieurs.

Les artères palpébrales sont externes et internes: les premières fournies par l'artère lacrymale; les autres par l'ophthalmique et quelquefois par la nasale ou la frontale. En s'unissant, elles forment un cercle complet, cercle palpébral, duquel se détachent, 1° des ramificatitions extérieures qui remontent dans la conjonctive palpébrale et vont s'anastomoser avec le réseau conjonctival fourni par les artères musculaires; 2° des ramifications intérieures extrêmement fines et multipliées, qui se divisent en couches sous-muqueuse et sous-cutanée, et se distribuent aux bulbes des cils, aux follicules de Méibomius, et au bord libre des paupières. Le cercle artériel palpébral est placé entre les cartilages tarses et le muscle orbiculaire; simple à la paupière inférieure, il est au contraire double à la paupière supérieure, et les deux branches longent les bords du cartilage tarse supérieur.

De cette description je tire les conclusions suivantes: 1° La sclérotique est alimentée par des rameaux très grêles que lui abandonnent les artères ciliaires tant antérieures que postérieures, au moment où elles la traversent pour entrer dans l'œil; aussi le pourtour de la cornée et celui du nerf optique sont-ils les points où cette membrane fibreuse est le moins dépourvue de vaisseaux. 2° La choroïde supporte le riche épanouissement des ciliaires courtes. 3° La rétine est alimentée par l'artère centrale. 4° La capsule du cristallin n'est manifestement vasculaire que dans sa lame postérieure, qui reçoit le rameau hyaloïdien. 5° L'iris présente un grand et un petit cercle artériel, et entre les deux un cercle moyen incomplet; le grand cercle provient de deux espèces d'artères qui pénètrent dans l'œil, les unes en arrière et sur les côtés, les autres en avant et aux deux extrémités du diamètre vertical. Cette opposition, dans le sens suivant lequel les artères ciliaires pénètrent dans l'œil, est une loi constante; il existe entre les antérieures et les postérieures une solidarité telle, que le développement des unes est toujours en raison inverse de celui des autres. 6° Le grand cercle artériel de l'iris est une sorte de confluent des vaisseaux artériels; c'est là qu'au moyen de la triple anastomose entre les ciliaires courtes, longues et antérieures, les artères de l'intérieur de l'œil communiquent entre elles et avec celles de l'extérieur. 7° La conjonctive oculaire emprunte ses vaisseaux au plan profond des artères musculaires. 8° La conjonctive palpébrale les reçoit à la fois des artères musculaires et du cercle artériel qui longe le bord libre des paupières. 9° Les bulbes des cils et les glandes de Méibomius sont nourries par le cercle artériel palpébral.

ARTICLE TROISIÈME.

Anatomie du périnée.

J'aurais désiré présenter dans cette thèse une description complète de l'importante région du périnée; mais les recherches que nécessite un semblable travail m'auraient entraîné trop loin; je me bornerai donc à émettre quelques vues sur l'anatomie des régions en général et sur celle du périnée en particulier. J'exposerai en outre les faits qui résultent de l'examen de douze pièces déposées par moi dans des collections de la Faculté, le 15 novembre 1835.

Le périnée constitue la partie la plus inférieure des parois abdominales; il est traversé par le rectum et par les portions prostatique et membraneuse de l'urètre, qui sont soutenues par des muscles et des aponévroses. Celles-ci forment en quelque sorte la charpente de cette région; elles jouent dans sa composition un rôle très-important, et de leur intelligence dépend celle de tout le reste; aussi ont-elles été l'objet de recherches et de travaux estimables. Cependant, après avoir étudié et médité ce qui a été publié sur ce sujet, je dois dire que je n'ai pas été pleinement satisfait: il m'a semblé que, dans cette région comme dans quelques autres, on a trop oublié la relation intime qui existe entre les aponévroses et les muscles, relation telle, qu'en général partout où il y a des muscles il y a des aponévroses qui les enveloppent, et par conséquent se moulent sur eux. J'ajouterai qu'il en est de même des vaisseaux ou des organes importants placés au centre d'une région, comme le larynx au col, la prostate au périnée; ils sont également enveloppés par des gaines aponévrotiques. L'expression de ces faits généraux, dont quelques-uns ont été signalés depuis longtemps, constitue la loi ou la formule qui résume et contient toute l'histoire des aponévroses. Si la loi est négligée, si on ne la prend pas pour point de départ, si, comme on le fait trop souvent, on décrit chaque région individuellement et sans en rattacher la description à une idée générale; qu'arrivera-t-il ? C'est que, manquant de règle, on marchera au hasard; chacun taillera les lames aponévrotiques à sa guise et leur imposera des limites et des dénominations différentes et arbitraires; de là naîtra la confusion. Du moment au contraire où la loi sera rigoureusement appliquée à toutes les régions, les aponévroses seront comprises, leurs limites arrêtées, leurs noms même déterminés à l'avance; ce sera, en un mot, la méthode naturelle substituée à la méthode artificielle ou plutôt à l'absence de méthode.

Appliquons maintenant ces préceptes à la région du périnée.

Ce qui a été décrit sous le nom d'aponévrose périnéale supérieure ou fascia pelvis, n'appartient au périnée que par sa partie inférieure; la partie supérieure se rattache au bassin. En décrivant ce plan fibreux comme une seule et même aponévrose, les auteurs me paraissent avoir établi une division arbitraire et, si j'ose le dire, peu anatomique. Quelles sont, en effet, les parties qui ferment le bassin? Outre les os eux-mêmes, nous trouvons quatre muscles, l'obturateur interne, le pyramidal, l'ischio-coccygien et le releveur de l'anus. Si nous faisons l'application de la loi, nous allons construire à priori les aponévroses de cette région; autant de muscles, autant d'aponévroses. Qu'on prenne ensuite le scalpel, et la dissection va justifier nos prévisions. Le muscle obturateur interne est en effet collé contre l'os iliaque et maintenu par une aponévrose très-forte qui s'insère tout autour de lui, 1° sur les côtés de la symphyse du pubis; 2° sur la circonférence du détroit supérieur du bassin; 3° sur la portion de l'os iliaque qui limite en avant la grande échancrure sciatique, et sur l'épine sciatique; 4° sur le bord inférieur du grand ligament sacro-sciatique et sur les branches descendante du pubis et montante de l'ischion. Le muscle pyramidal est tapissé par une lame cellulo-fibreuse insérée en arrière sur le sacrum, le long des trous sacrés antérieurs; en avant, sur l'aponévrose de l'obturateur interne (celle que je viens de décrire à l'instant); en bas, sur le bord supérieur du petit ligament sacro-sciatique; en haut, cette aponévrose présente une échancrure qui laisse passer les vaisseaux et nerfs fessiers; elle est en outre percée vers le milieu pour le passage des vaisseaux et nerfs sciatiques. L'ischio-coccygien est lui-même recouvert d'un feuillet très-mince, de forme triangulaire, fixé par sa base sur les côtés du sacrum et du coccyx, par son sommet sur l'épine sciatique, par ses deux bords sur les bords correspondants du petit ligament sacro-sciatique. Reste le releveur de l'anus; on sait que son bord supérieur se dirige obliquement de haut en bas et d'avant en arrière, de la partie postérieure du corps du pubis vers l'épine sciatique; eh bien, son aponévrose interne ou supérieure s'insère, suivant cette ligne oblique, sur l'aponévrose de l'obturateur interne, puis elle se fixe au bord inférieur du petit ligament sacro-sciatique; partie de ces points d'attache, elle va sur la ligne médiane se confondre avec celle du côté opposé, dans l'intervalle qui s'étend de la pointe du coccyx au rectum; elle se jette ensuite sur les côtés de cet intestin, et se confond là avec une aponévrose que nous connaîtrons plus tard sous le nom de pubio-rectale; enfin, elle se perd sur les parties latérales de la prostate. Au lieu d'une seule aponévrose, nous en trouvons donc quatre de chaque côté, en tout huit, dont chacune répond à un muscle; de sorte que quiconque sait les muscles, connaît déjà les aponévroses, et réciproquement, en étudiant celles-ci, on acquiert les notions les plus précises sur les insertions, les limites et les rapports des muscles. Qu'on veuille bien remarquer que notre description n'a pas seulement le grand avantage de faciliter l'étude des aponévroses, en les rattachant à des points d'anatomie déjà connus; elle donne une idée plus exacte et plus vraie des aponévroses du bassin, qu'on nous représentait à tort comme une sorte d'entonnoir fixé par ses bords sur la circonférence du détroit supérieur du bassin et sur le sacrum; passant sous silence les insertions des divers plans fibreux tant sur le ligament sacro-sciatique que sur la partie antérieure de la grande échancrure sciatique.

Le périnée pourrait être partagé par une ligne tirée entre les tubérosités sciatiques en deux portions secondaires; l'une postérieure, qui est traversée par le rectum; l'autre antérieure, dans laquelle se trouve une partie des organes génitaux urinaires.

La portion postérieure est facile à comprendre; les éléments qui entrent dans sa composition sont peu nombreux, et présentent un arrangement très-simple : le rectum en occupe le centre; il descend, embrassé et soutenu par le muscle relèveur de l'anus; à sa droite et à sa gauche se trouvent deux excavations triangulaires et profondes, qui sont remplies par du tissu cellulaire graisseux, traversées par les vaisseaux et les nerfs hémorrhoïdaux inférieurs, et limitées par deux plans fibreux, obliques, écartés en bas, convergents et réunis en haut, et que M. Velpeau a décrits sous le nom d'aponévrose ischio-rectale; tandis que M. Blandin les a considérés comme la partie postérieure de son aponévrose périnéale moyenne. En appliquant ici nos principes de description, quiconque connaît les muscles du périnée, reconnaîtra de suite dans le plus externe de ces deux plans fibreux une portion de l'aponévrose du muscle obturateur interne, et dans l'autre l'aponévrose inférieure du muscle releveur de l'anus. Celle-ci n'est véritablement qu'une lame celluleuse mince, peu résistante, surtout en se rapprochant de sa portion moyenne; là en effet, elle se résout en tissu cellulaire graisseux et finit par manquer entièrement. Cette disparition me paraît constante, et jamais je n'ai rencontré cette lame celluleuse entière; c'est sans doute la raison pour laquelle les abcès formés dans la masse cellulo-graisseuse qui occupe l'espace ischio-rectal remontent facilement à une certaine hauteur le long du rectum dénudé, en passant au travers de ce feuillet et des fibres du muscle releveur de l'anus.

La portion antérieure du périnée a une disposition beaucoup plus compliquée. La prostate et la portion membraneuse de l'urètre sont placées au centre, comprises entre des plans fibreux supérieur, inférieur et latéraux, enveloppées de toute part et engaînées à la manière des muscles. C'est ce que je vais essayer de démontrer.

Nous avons vu plus haut comment l'aponévrose périnéale supérieure se fixe des deux côtés sur la prostate; en outre, elle offre à sa partie antérieure deux faisceaux fibreux résistants, dirigés d'avant en arrière, insérés d'une part sur la face postérieure du pubis, d'une autre part sur la prostate, et connus des anatomistes sous le nom de ligaments antérieurs de la vessie. Entre eux existe un intervalle de huit à dix lignes, qui est rempli par une toile fibreuse, mince, mais assez résistante, déprimée en forme de godet, et percée de plusieurs trous que traversent les veines dorsales du pénis pour aller gagner le plexus veineux du bas-fond de la vessie. Cette aponévrose pourrait être appelée *pubio-prostatique*. Elle complète le plan fibreux supérieur; et peut-être est-ce à elle qu'est due la rareté des fusées purulentes entre la sym-

physe du pubis et la vessie, à la suite des opérations de taille périnéale.

Le plan fibreux inférieur est tendu dans l'intervalle placé au-dessous de la symphyse du pubis et entre ses branches; il est connu sous
le nom de ligament de Carcassonne, ligament triangulaire (Collés),
aponévrose périnéale moyenne (Blandin), aponévrose ano-pubienne
(Velpeau). Ce n'est pas, comme on l'a cru généralement, une simple
aponévrose; il résulte de la superposition de deux lames fibreuses.
L'inférieure, renforcée par une expansion aponévrotique commune
aux muscles ischio et bulbo-caverneux, se prolonge elle-même sur
le bulbe de l'urètre, qui se trouve ainsi fixé et comme enclavé dans
l'aponévrose; en arrière, elle se recourbe pour aller se continuer avec
l'aponévrose périnéale superficielle. La lame supérieure se prolonge
par sa partie moyenne sur la face antérieure du rectum, tandis que la-
téralement elle se reploie sur le muscle transverse du périnée et va se
confondre avec la lame inférieure. L'intervalle qui existe entre les
deux lames que je viens de décrire est occupé par des fibres musculaires; les unes transversales, parmi lesquelles les plus postérieures,
appartiennent au muscle transverse; et les autres dirigées d'arrière en
avant, qui proviennent du sphincter de l'anus et quelquefois du rectum lui-même, et sont tantôt épanouies en membrane, tantôt réunies
en une ou deux petits faisceaux enfermés dans un canal fibreux particulier et prolongés jusqu'au bulbe de l'urètre sur lequel ils se terminent par un expansion tendineuse. Au milieu de cette couche musculaire passe l'artère honteuse interne qui longe la branche du pubis,
l'artère bulbeuse qui entre dans le bulbe par sa face supérieure; les
veines et les nerfs satellites de ces artères, et enfin les deux glandes de
Cooper immédiatement appliquées sur le bulbe.

Le plan fibreux latéral est constitué par une aponévrose située sur les
côtés de la portion membraneuse de l'urètre et de la prostate, qui je
crois, n'a point encore été décrite, et que j'ai proposé de nommer à
cause de sa position *aponévrose latérale de la prostate*, ou *pubio-rectale*. Cette aponévrose épaisse, résistante, et dont la texture cellulo-

fibreuse est très-prononcée, peut être partagée en deux portions conti-
nues l'une à l'autre. La première, horizontale, se confond par sa face
inférieure avec la lame fibreuse supérieure du ligament de Carcassonne
et par son autre face est contiguë au bord inférieur du muscle releveur
de l'anus, qui glisse sur elle sans lui adhérer. La seconde portion, ver-
ticale, irrégulièrement quadrilatère, s'étend, des côtés de la symphyse
du pubis où elle s'implante, jusqu'au rectum sur les parties latérales,
duquel elle se prolonge sous la forme d'une toile celluleuse placée entre
les fibres propres de cet intestin et celles du releveur de l'anus. De
haut en bas, elle est tendue entre l'aponévrose périnéale supérieure et
l'aponévrose moyenne ou ligament de Carcassonne ; insérée sur la première, elle descend de là perpendiculairement sur l'autre avec laquelle
elle se confond, ainsi que je viens de l'exposer, en se déviant de sa
direction première. Par sa face externe, elle est en rapport avec le
muscle releveur de l'anus qui ne contracte avec elle que des adhérences
celluleuses peu intimes. Sa face interne est séparée de la portion membraneuse de l'urètre par le muscle de Wilson, et reçoit l'implantation de
quelques fibres de ce muscle ; elle s'applique ensuite sur la prostate et
lui est unie par un tissu cellulaire dense et serré, dans l'épaisseur duquel rampent les veines nombreuses qui entourent la prostate.

La connaissance de ces trois ordres de plans fibreux permet d'établir
d'une manière plus exacte qu'on ne l'avait fait jusqu'ici les rapports
de la prostate et de la portion membraneuse de l'urètre, rapports dont
la connaissance est si nécessaire au chirurgien qui pratique la taille
par le périnée. On voit comment la prostate, limitée à droite et à
gauche par son aponévrose latérale, est solidement fixée par elle entre
l'aponévrose périnéale supérieure d'une part, l'aponévrose périnéale
moyenne et le rectum d'une autre. On conçoit comment la portion membraneuse de l'urètre se trouve contenue dans une sorte de caisse, irrégulièrement quadrilatère, formée en haut par la petite aponévrose
qui s'étend entre les deux ligaments pubio-prostatiques, en avant
par la symphyse du pubis et son ligament triangulaire, en bas par

l'aponévrose périnéale moyenne, en arrière par la face antérieure de la prostate; enfin sur les côtés par l'aponévrose latérale de la prostate.

C'est aussi dans cette loge aponévrotique qu'est renfermé le muscle de Wilson. Celui-ci est rarement assez distinct pour qu'on puisse lui assigner une forme exactement déterminée. Chez beaucoup de sujets c'est une masse charnue, placée autour de la portion membraneuse de l'urètre, prenant ses points d'attache sur les parois latérales, antérieure et supérieure de la gaîne membraneuse qui l'enveloppe, se prolongeant jusque sur la prostate en arrière, et sur le rectum en bas. Sur plusieurs sujets, à la fois maigres et bien musclés, j'ai pu disséquer trois ordres de fibres distinctes; les unes, immédiatement accolées à l'urètre, naissaient de l'aponévrose pubio-prostatique, des petites arcades fibreuses qui soutiennent les veines dorsales du pénis, et de la partie postérieure du ligament sous-pubien, descendaient de là sur les côtés de l'urètre, et se réunissaient en un raphé sous la paroi inférieure de ce canal; les autres, tout à fait antérieures, nées de la symphyse du pubis, formaient de chaque côté un faisceau assez épais, allongé, dirigé obliquement en bas et en arrière vers le rectum sur lequel il se jetait, et accolé dans son trajet à la face supérieure de l'aponévrose périnéale moyenne; réuni avec son semblable en haut et en bas, s'en écartant au milieu pour laisser passer l'urètre, de sorte que les deux faisceaux pris ensemble représentaient une sorte de sphincter jeté autour de la partie antérieure de la portion membraneuse. Enfin, des fibres nées en grand nombre des aponévroses périnéale moyenne et latérale de la prostate se portaient en partie en bas pour se réunir avec celles du côté opposé, en partie en arrière, pour aller s'épanouir en un large faisceau aplati sur les côtés de la prostate. Ainsi, chez ces sujets, le muscle de Wilson avait trois portions, l'une urétrale, l'autre rectale, et la troisième prostatique. Ce muscle, confondu à tort par Méckel avec le bulbo-caverneux, et par la plupart des anatomistes français avec le releveur de l'anus, est isolé du premier par l'aponévrose périnéale moyenne, et du second par l'aponévrose latérale de la prostate.

En arrière de la prostate, entre les vésicules séminales et le rectum, existe une couche membraneuse bien distincte que j'appelle *prostato-péritonéale*. Voici quelle est sa disposition : Des deux côtés elle se confond avec le tissu cellulaire serré qui entoure les plexus veineux du bas-fond de la vessie ; par son bord antérieur, elle se perd sur l'extrémité la plus reculée de la prostate ; par son bord postérieur, elle adhère à cette portion du péritoine qui descend entre la vessie et le rectum. Cette adhérence, des plus marquées, aussi intime que s'il y avait confusion de tissu, explique la constance du cul-de-sac recto-vésical du péritoine ; la forme en demi-lune de ce cul-de-sac se lie à la disposition du bord postérieur de l'aponévrose, lequel décrit toujours une courbe à convexité antérieure, ou qui représente un V à angle saillant en avant. La face inférieure, qui touche au rectum, lui adhère à peine par un tissu cellulaire très-lâche ; de la face supérieure s'élèvent, au contraire, des prolongements celluleux assez denses qui enveloppent les vésicules séminales. La texture de cette couche membraneuse se rapproche de celle du dartos ; elle paraît principalement formée par des fibriles qui partent en rayonnant de la partie postérieure, et dont celles qui occupent la ligne médiane sont les plus prononcées ; chez les sujets vigoureux, des fibres musculaires manifestes existent, mais seulement sur les côtés. Quelle que soit au reste l'organisation de ce plan membraneux, il est très-résistant, et forme avec le bas-fond de la vessie une espèce de loge exactement close de toutes parts, dans laquelle se trouvent renfermées les vésicules séminales et une partie des uretères et du canal déférent ; ceux-ci s'introduisent dans cette cavité au milieu du tissu cellulaire très-dense qui en forme les parois latérales.

DEUXIÈME PARTIE

PATHOLOGIE

§ Ier. *Deux observations de cancer du pylore. — Réflexions sur les vomissements qui accompagnent souvent cette maladie.*

Au mois de juillet 1833, deux malades se présentèrent à l'hôpital de la Charité, dans le service de M. Lerminier, dont j'étais alors l'interne.

L'un était un homme, âgé de 43 ans, l'autre une femme de 60 ans. Tous deux faisaient remonter à deux ans le début de leur maladie, qui paraissait toucher à son dernier terme, car ils présentaient les signes de la cachexie cancéreuse la plus avancée.

L'homme portait au côté droit de l'ombilic une tumeur du volume d'un œuf de poule, douloureuse à la pression : le ventre était douloureux et résonnait comme un tambour. Pendant toute la durée de la maladie, il y avait eu des douleurs abdominales, de la constipation, prolongée quelquefois pendant un mois entier, des vomissements d'aliments et de matières noires, fréquents au début de la maladie et paraissant immédiatement après le repas, s'éloignent ensuite n'ayant plus lieu que tous les cinq ou six jours, quoique les aliments fussent pris en grande quantité.

La femme offrait également une tumeur abdominale, mais qui siégeait dans l'hypocondre gauche et qui n'était que médiocrement douloureuse. Sa maladie avait commencé par de mauvaises digestions ; au bout de quelques mois, elle avait ressenti des douleurs dans la région épigastrique et profondément ; puis il était survenu des vomissements, rares d'abord, ensuite très-fréquents ; la malade ne pouvait prendre aucun aliment sans le rendre aussitôt. Depuis deux mois, les symptômes généraux avaient augmenté, l'épuisement était devenu extrême ; mais à peine les vomissements avaient-ils paru trois ou quatre fois, et

ils ne paraissaient point provoqués par l'ingestion des aliments, car
leur quantité n'était point proportionnée à celle des matières alimentaires, ou ils surprenaient la malade à jeun; il consistaient surtout en
mucosités et en matières noires.

Ces deux malades étant morts au bout de quelques jours, je trouvai que l'estomac de l'homme remplissait presque toute la cavité abdominale; il avait un pied d'étendue verticalement, et dix pouces trans-
versalement; ses faces étaient devenues antérieure et postérieure, ses
bords supérieur et inférieur; avec le liquide qu'il contenait, il pesait
sept livres. Le grand épiploon était replié sur lui-même; tout l'intestin rétréci et comme ratatiné. Le pylore était réduit à une ouverture
dans laquelle on aurait à peine passé une plume à écrire, par suite de
la compression exercée par des masses de tissu squirreux, contenu
dans l'épaisseur de ses parois et dans le dédoublement de l'épiploon
gastro-hépatique. Le foie était farci de masses squirreuses; tous les
replis du péritoine en contenaient également. La surface interne du
canal intestinal était parfaitement saine; l'iléum décoloré présentait
des aréoles formées par la rencontre de plis transversaux et longitudinaux de la muqueuse.

Chez la femme, l'estomac était revenu sur lui-même. La moitié de
la petite courbure, et tout le contour de l'estomac, dans l'étendue de
deux pouces, au niveau du pylore, étaient transformés en tissu
squirreux, profondément ulcéré du côté de la cavité stomacale.
Cette ulcération avait détruit la moitié du bourrelet du pylore, et ouvert une large communication entre l'estomac et le duodénum. L'estomac et l'intestin étaient parfaitement sains. Le mésentère contenait des
ganglions engorgés et quelques masses squirreuses. Je n'en trouvai,
du reste, ni dans le foie, ni dans aucun autre organe.

Réflexions. — Les signes présents et commémoratifs mettaient hors
de doute, chez ces deux malades, l'existence d'une affection cancéreuse ayant son siége dans l'estomac; mais il est curieux d'observer

combien une lésion, identique dans sa nature et dans son siége, offrit de différence dans sa manifestation. L'un des malades éprouva, continuellement des douleurs abdominales; l'autre n'en ressentit à aucune époque de la maladie, et ne ressentit non plus aucun élancement dans la tumeur. L'autopsie nous apprit que celui des malades qui n'avait pas souffert, portait un cancer ulcéré; tandis que celui dont la tumeur et le ventre avaient toujours été sensibles à la pression, n'offrait aucune trace de travail inflammatoire, ni dans les intestins, ni dans le péritoine, ni dans le tissu squirreux qui enveloppait le pylore. La conclusion qu'il faut tirer de ce fait n'est-elle pas que la douleur ne doit point être considérée, dans les affections cancéreuses, comme un signe constant du ramollissement et de la marche aiguë? Des causes infiniment différentes peuvent avoir le même effet pour conséquence: il est probable que, dans le cas présent, la douleur dépendait de la compression exercée par les gaz retenus dans les intestins; et c'est là en effet un des accidents qui tourmentent le plus les malades et qui les conduisent le plus infailliblement à la mort; c'est une des plus redoutables complications de la fièvre typhoïde.

Des vomissements ont marqué le début des deux maladies; mais dans le premier cas, fréquents d'abord, ils sont ensuite devenus rares et très-abondants; une constipation opiniâtre a persisté, jusqu'au moment de la mort. Dans l'autre cas, rares d'abord, les vomissements sont ensuite devenus fréquents; puis ils ont cessé tout à fait. Quelle est la cause de cette différence? Interrogeons les organes. Nous trouvons d'un côté une distension énorme de l'estomac, coïncidant avec l'oblitération presque complète du pylore; de l'autre, une ulcération qui a détruit presqu'entièrement la valvule pylorique; cette disposition organique explique tout. Le premier malade a vomi dès le commencement de sa maladie, et il a eu de la constipation; comment aurait-il pu en être autrement, lorsque le pylore était comprimé par une tumeur squirreuse? Les vomissements étaient d'abord fréquents; c'est que l'estomac n'était ni accoutumé au contact prolongé des aliments, ni assez vaste pour en contenir une grande quantité. Peu à peu la manière d'être et les habitudes physiologiques de cet organe ont changé; étant devenu moins sensible à l'impression produite par le séjour des matières alimentaires, il les a conservées plus longtemps, et s'est à la longue agrandi de manière à pouvoir retenir dans sa cavité la matière de plusieurs repas; les vomissements sont alors devenus à la fois abondants et rares.

Chez l'autre malade, l'ouverture pylorique élargie, laissait passer tout ce qui se présentait; partant, point de vomissements; mais n'oublions pas qu'il y en avait eu, qu'après avoir été rares ils étaient devenus fréquents, pour cesser ensuite. La maladie avait sans doute commencé par le développement du tissu squirreux au voisinage du pylore, et la présence de ce tissu avait causé de temps en temps des vomissements, en gênant la circulation des aliments dans le canal alimentaire. L'augmentation de volume de la masse squirreuse avait progressivement bouché le pylore et déterminé la fréquence des vomissements qui sont la conséquence de cette obstruction. Enfin, quand le ramollissement s'empara du tissu squirreux, et en détruisit une partie, la communication fut rétablie entre l'estomac et le duodénum; l'obstacle levé, les vomissements cessèrent.

Cette explication repose sur l'idée qu'un obstacle au passage des matières alimentaires est une cause déterminante ou au moins adjuvante du vomissement. J'adopte, en effet, cette opinion, et j'invoque à l'appui les faits mêmes que je viens de citer. En effet, pourquoi le malade qui avait un cancer ulcéré n'avait-il pas de vomissements, tandis qu'ils étaient constants chez celui qui portait seulement du tissu squirreux à l'état cru? Pourquoi? si ce n'est parce que, chez ce dernier, il était physiquement impossible que les aliments pussent trouver passage. Pline avait entrevu cette vérité lorsqu'il disait : *Nulla animalia vomunt, nisi quibus ventriculus infernè angustus.* Quand l'estomac, sollicité par une cause quelconque, se contracte pour le vomissement, et entraîne sympathiquement l'action du diaphragme et des muscles abdominaux, les matières contenues s'échappent par l'ouverture qui leur offre le moins de résistance.

Ces considérations sont dans la pratique d'un usage journalier; lorsqu'une induration squirreuse occupe une des courbures de l'estomac, les vomissements sont possibles, mais non pas nécessaires. Ils sont au contraire la conséquence indispensable de toutes les affections dans lesquelles l'ouverture pylorique est obstruée; et si, dans le cours de la maladie, l'obstacle vient à être levé, comme cela a lieu quelquefois dans le cancer de l'estomac, par le ramollissement du tissu squirreux, les vomissements cessent. Il est important de remarquer que, dans les cas de vomissements par obstruction du pylore, les aliments ne pouvant pas franchir l'ouverture, il survient en même temps une constipation opiniâtre et un affaiblissement rapide. Le plus souvent aussi l'estomac subit une grande distension, et en même temps qu'ils sont constants et nécessaires, les vomissements deviennent plus rares et plus copieux.

§ II. *Deux tumeurs cancéreuses du sein. — Quelques propositions relatives au diagnostic et à la marche de cette maladie, au procédé opératoire, et à la cicatrisation des plaies.*

1ʳᵉ OBSERVATION.

Énorme tumeur encéphaloïde du sein gauche; opération, guérison.

Madelaine Pasquier, blanchisseuse, âgée de quarante ans, d'un embonpoint très-prononcé, d'une bonne santé habituelle, bien réglée, s'est mariée à trente ans et est devenue mère de quatre enfants. Ses couches ont été heureuses, et jamais il n'est survenu à la suite d'abcès ou d'engorgement au sein; sa mère ni ses sœurs n'ont éprouvé aucune maladie de cette partie. Cependant, au moment où elle sevrait un nourrisson qu'elle avait depuis deux ans, elle s'aperçut que le sein gauche était devenu plus gros que celui du côté opposé. Cette augmentation de volume était due à une tumeur non douloureuse, égale au poing dans l'origine, mais qui depuis dix-huit mois s'est développée

de manière à représenter aujourd'hui la moitié d'une tête d'adulte
sans causer de douleur lancinante ou d'une autre espèce quelconque. La
couleur de la peau n'a commencé à s'altérer que depuis cinq semaines,
et il est survenu quelques petits fourmillements.

Mesurée avec soin, la tumeur présente huit pouces de diamètre
vertical, et six de diamètre transversal. Sa limite supérieure est à
deux pouces au-dessous de la clavicule ; en arrière, elle s'étend jusqu'au bord antérieur du grand dorsal, et remonte dans le creux de
l'aisselle. Les doigts, promenés dans l'aisselle, y sentent quelques ganglions durs, peu volumineux et mobiles. La forme générale de la tumeur est globuleuse, mais irrégulière et bosselée, et sur elle se pro-
noncent plusieurs élévations fluctuantes. Dans les points correspondants,
la peau a pris une couleur violacée, et s'est amincie au point de paraître près de se rompre ; elle est en outre adhérente, et sillonnée par
des veines dilatées. Du reste, il ne semble pas que la tumeur soit unie
aux parties osseuses sous-jacentes, car on lui fait exécuter des mouvements de haut en bas et de droite à gauche. La santé générale s'est
maintenue très-bonne ; la seule chose dont la malade se plaigne, c'est
le poids de la tumeur, d'autant plus incommode qu'en vertu de sa
mobilité, elle se déplace et exerce des tractions sur la peau du cou et
de la clavicule.

L'énorme volume et le siége de cette maladie concourent à en faire
une affection grave. La malade a consulté plusieurs médecins qui n'ont
pas osé prendre un parti ; cependant, quelques points se ramollissent,
la peau s'amincit, il est évident que des ouvertures spontanées vont
se former, et que le mal aura une issue funeste, si l'art ne vient pas au
secours de la nature. L'opération est résolue et exécutée le 22 mars 1834.
La mamelle est circonscrite en entier par une incision circulaire ; les
bords de la plaie disséqués, et on arrive sur la tumeur. Alors aban-
donnant le bistouri, on exerce sur elle de puissantes tractions dont
l'effet est d'entraîner le muscle grand pectoral, sur lequel elle est
assise, et à qui la réunissent des brides fibreuses fort épaisses, qu'on
divise une à une avec de forts ciseaux, en procédant de haut en bas.

Lorsque la section de ces brides permet de renverser la tumeur, on s'aperçoit qu'elle se reploie au-dessous du grand pectoral et pousse un prolongement entre lui et le petit pectoral, les muscles écartés par des aides, cette dépendance de la tumeur est poursuivie et détachée, partie avec les doigts, partie avec les ciseaux. Ce temps accompli, il ne reste plus qu'à séparer la portion qui se prolonge dans le creux axillaire et paraît remonter jusque vers l'apophyse coracoïde. Un aide, plongeant profondément les doigts dans la partie supérieure de la plaie, s'assure de la position du plexus brachial et de l'artère axillaire et les maintient avec les deux mains, tandis que M. Lisfranc, tirant de son côté sur la masse morbide, tend à opérer une séparation entre les parties saines qu'il importe de ménager et celles qu'il faut enlever. Chargé de cette partie de l'opération qui consistait à retenir les vaisseaux et les nerfs, je sentais très bien les efforts de l'opérateur se communiquer au paquet vasculaire et nerveux qui aurait suivi si je ne l'eusse solidement maintenu ; c'était là la partie la plus délicate. Voyant qu'il ne réussissait pas par les tractions seules, le chirurgien employa l'extrémité émoussée d'une spatule à l'aide de laquelle il parvint, après des grattements assez prolongés, à détacher la tumeur et l'on aperçut alors au fond de la plaie l'artère axillaire et le plexus brachial mis à nu. Il ne parut pas qu'aucune grosse veine eût été divisée ; du moins ne s'écoula-t-il qu'une quantité de sang peu considérable. De nouvelles recherches furent faites dans le creux axillaire, et plusieurs ganglions engorgés furent arrachés avec les doigts. Les artères ouvertes pendant le cours de cette laborieuse opération avaient été liées.

Je disséquai avec soin la tumeur. Privée de la peau et du tissu cellulaire qui l'entouraient, elle pesait quatre livres ; elle était exactement circonscrite par une couche membraneuse forte, ce qui lui donnait une forme bien déterminée. Constituée par deux portions arrondies, d'inégale grosseur et superposées, elle ressemblait exactement à une brioche, et dans la rainure qui séparait ses deux moitiés, existait une partie comme surajoutée, qui n'était autre que la glande mammaire non altérée, mais atrophiée et réduite au quart du volume de

celle du côté opposé. Dans les points qui correspondaient aux bosse-
lures extérieures, la membrane d'enveloppe paraissait usée, et son amin-
cissement permettait une sorte de hernie de la substance qui formait
le fond de la tumeur. La coupe de celle-ci présentait un tissu homo-
gène, pulpeux, rougeâtre, contenant dans son milieu quelques petits
points noirs qui paraissaient être les traces d'épanchements sanguins
et une masse jaunâtre semblable à du tissu tuberculeux; enfin le tissu
propre de la tumeur se trouvait partagé en plusieurs lobes par des
intersections fibreuses. De la partie supérieure, partait une traînée de
ganglions lymphatiques qui étaient unis par des vaisseaux et dont les
uns avaient conservé leur aspect ordinaire, tandis que les autres contenaient du pus réuni en plusieurs petits foyers.

La malade ne fut pansée qu'au bout d'une heure. Je rapprochai les
parties et les réunis par des bandelettes agglutinatives, sans employer
aucune traction, et fus fort étonné d'obtenir une plaie presque linéaire
et d'une étendue transversale de neuf pouces ; ce résultat dépendait
probablement de l'allongement considérable auquel le volume de la
tumeur avait accoutumé les parties environnantes. Je recouvris la plaie
d'un large linge fenêtré et de charpie; un bandage de corps servit à
maintenir l'appareil. La journée et la nuit furent calmes. Le pouls ne
dépassa pas quatre-vingt-dix pulsations. Cependant, le lendemain on
appliqua trente sangsues au-dessus de la plaie, le long du bord inférieur de la clavicule. L'appareil, pénétré d'une sérosité rouge fort abondante, fut levé, puis replacé. La nuit se passa bien ; il y eut un peu de
sommeil. Le 3ᵉ jour, l'appareil, encore inondé de sérosité, fut changé;
la plaie présentait un aspect grisâtre, comme si elle eût été recouverte d'une fausse membrane. Vingt nouvelles sangsues furent placées
autour de la plaie. Dans la journée, quelques démangeaisons se firent
sentir au col du côté opposé; le soir j'y aperçus une rougeur claire;
je fis faire des fomentations émollientes. Le 4ᵉ jour, l'appareil était
encore imbibé de liquides ; les bords de la division, légèrement élevés,
n'étaient pas tendus. Le chirurgien introduisit son doigt dans l'excavation qui remontait jusque vers la clavicule, et détruisit des adhé-

rences qui avaient commencé à se former. La rougeur avait augmenté au pourtour de la solution de continuité, on eut encore recours aux fomentations émollientes. La journée et la nuit furent bonnes, sans fièvre, mais avec des démangeaisons incommodes; il y eut pourtant du sommeil. Le 5° jour, la couche couenneuse se détache, une matière grisâtre peu abondante s'écoule par la plaie; quelques phlyctènes se manifestent sur les parties qu'occupe l'érysipèle; du reste, il n'existe pas de fièvre ni de symptômes généraux. Deux vésicatoires sont placés au centre de la rougeur, un peu au-dessus de la clavicule. Le 6° jour, la couche grise continue à tomber, et la sanie s'écoule avec abondance; l'érysipèle s'est étendu vers le moignon de l'épaule; je panse la plaie matin et soir, et je place un énorme vésicatoire sur la limite du mal. Le 7° jour, la plaie est entièrement nette, quelques bourgeons charnus se montrent, la sanie s'épaissit, l'érysipèle, arrêté sur le bras, s'étend sur le thorax, au-dessous de la plaie; il n'est pas survenu de symptômes généraux. Deux nouveaux vésicatoires sont placés sur la limite du mal. Le 8° jour, les bourgeons charnus augmentent; le liquide qui s'écoule offre les caractères du pus; l'érysipèle est arrêté. Le 9° jour, la plupart des ligatures se détachent; on donne quelques cuillerées de bouillon. Les jours suivants jusqu'au 15°, la quantité du pus est considérable; la plaie est très-sensible; je sèche les vésicatoires; je continue à panser deux fois par jour, et passe chaque jour le doigt dans la plaie profonde et supérieure; j'ai pris soin dès le commencement de placer la malade presque sur son séant, afin que le pus trouve un écoulement facile, et, depuis que la suppuration est établie, je fais deux injections d'eau de guimauve par jour. La malade a la peau si délicate, que son bandage de corps la blesse; le sein non malade supporte aussi très-difficilement la présence de ce bandage, bien qu'il soit peu serré, et il devient nécessaire de le garnir avec de la charpie. Le 20° jour, la suppuration diminuant, je ne panse plus qu'une fois par jour, avec des bandelettes découpées sur les bords de la plaie et de la charpie au centre; des injections sont continuées, mais faites avec douceur, dans la crainte de déranger le travail de la cicatrisation qui s'opère au fond de la plaie. Celle-ci est toujours sensible. Le 30° jour, la plaie n'a plus que six pouces d'étendue. Le 36° jour, elle n'en a que quatre. Le 47° jour, la plaie est réduite à deux pouces et demi; l'excavation supérieure paraît comblée incomplétement; son orifice est surmonté d'un tubercule charnu et laisse échapper un liquide séreux. Plusieurs points des bords de la plaie se couvrent d'un enduit jaunâtre, très-circonscrit, qui tombe pendant le pansement, et au-dessous duquel on trouve l'orifice d'un petit pertuis fistuleux ayant deux à trois lignes de profondeur. J'établis la compression sur la partie supérieure de la plaie. Tous les matins, les petites ulcérations agrandies se couvrent d'une matière blanche. Je les cautérise avec le nitrate d'argent; elles guérissent, mais il s'en forme de nouvelles à côté, que je cautérise de nouveau, et qui se ferment pour faire place à d'autres. Pendant ce temps, l'excavation qui remontait vers la clavicule s'est transformée en une véritable fistule; j'y pousse des injections avec de l'eau simple d'abord, puis avec de l'eau chlorurée, et je continue la compression. La fistule, d'abord profonde d'un pouce, diminue successivement en même temps que les petites ulcérations cutanées. Quelquefois cependant la plaie, presque entièrement fermée, paraît sur le point de se guérir, quand surviennent tout à coup une ou deux nouvelles ulcérations; enfin, au bout de trois mois, la plaie et la fistule se ferment complétement; la malade est gardée six semaines et sort guérie dans le courant du mois d'août.

IIe OBSERVATION.

Tumeur cancéreuse du sein droit; amputation; mort.

La femme Charnier, née aux environs de Blois, y demeurant et y exerçant la profession de sage-femme, d'une bonne constitution, mariée à vingt-quatre ans et mère de quatre enfants, s'aperçut, à l'âge de quarante-sept ans, que son sein droit était devenu plus volumineux et plus sensible que l'autre; elle appliqua plusieurs fois des sangsues et crut remarquer que chaque application faisait diminuer le volume et la sensibilité du sein; il lui sembla aussi qu'elle éprouvait du soulagement à chaque époque menstruelle. Les règles ayant cessé de paraître lorsqu'elle eut atteint l'âge de cinquante ans, la tumeur qu'elle portait au sein augmenta si rapidement qu'au bout de trois mois elle était grosse comme la tête d'un enfant de quatre ans, et la peau qui la recouvrait prit en même temps une coloration violacée; mais, dans l'espace de quatre mois, au grand étonnement de la malade, la peau revint par degré à sa couleur naturelle, et la tumeur se réduisit au volume des deux poings, sans que ces changements fussent accompagnés d'une douleur autre que celle qui résultait du poids des parties. Enfin, depuis quelques mois, la tumeur ayant recommencé à augmenter et étant devenue le siége de douleurs lancinantes, le mamelon ayant laissé suinter un liquide d'abord clair, puis roussâtre et sanguinolent, la malade se détermine à venir chercher la guérison dans les hôpitaux de Paris, et entre à la Pitié, dans le service de M. Lisfranc, à la fin de mai 1834.

Elle est âgée de cinquante-un ans, grasse, assez robuste, mais sa peau est légèrement colorée en jaune, ses chairs sont molles, son appétit a disparu depuis quelques semaines, et les digestions sont devenues pénibles. La tumeur qui occupe la mamelle droite, a acquis le volume d'une tête d'adulte; tombante, comme le serait une mamelle très-volumineuse, elle est appendue à la poitrine par une sorte de pédicule large et épais, qui ne semble constitué que par la peau et la graisse. Sa surface externe est irrégulière et bosselée, comme si l'ensemble résultait de la juxtaposition de masses globulaires de consistance diverse; les unes fluctuantes, les autres très-fermes. La peau, parcourue par des veines variqueuses, est en même temps amincie, tendue, rouge, luisante, soulevée et brune dans quelques points, qui ressemblent à de petites phlyctènes prêtes à se crever. A la partie la plus déclive se remarque une ulcération ronde, de deux lignes de diamètre, par laquelle se fait, ainsi que par le mamelon, un suintement

de sang continuel, qui contribue, avec l'insomnie et les douleurs incessantes, à affaiblir beaucoup la malade. La tumeur ne paraît envoyer
de prolongement ni sous le muscle grand pectoral, ni vers l'aisselle;
aucun ganglion axillaire ne semble engorgé.

Quoique l'enlèvement d'une semblable tumeur soit une opération
des plus dangereuses, l'ulcération et les hémorrhagies qu'elle fournit
commandent de recourir à la seule méthode de traitement qui laisse
encore quelque chance de guérison. En conséquence, le 2 juin, la mamelle est cernée par deux incisions dont les extrémités se rejoignent,
disséquée ensuite avec le bistouri, puis isolée à l'aide de ciseaux de la
face antérieure du grand pectoral. Tous ces temps de l'opération
furent exécutés facilement; mais, la tumeur principale enlevée, on
s'aperçut qu'une autre, du volume d'un œuf de poule, soulevait les
fibres du grand pectoral; elle fut immédiatement disséquée et emportée. On lia dans le cours de l'opération une dizaines d'artères. La
plaie était large comme la main, superficielle, excepté dans le point
où avait été enlevée la tumeur secondaire qui s'étendait jusqu'à la
surface des côtes.

Les deux tumeurs extirpées ont été montrées à la société anatomique. La plus petite présentait une texture analogue à celle de la
rate; mais je ne pense pas que ce fût un tissu de nouvelle formation;
je crois plutôt qu'elle était le résultat de l'infiltration du sang dans le
tissu cellullaire intermédiaire aux fibres musculaires. La masse principale, d'une forme très-irrégulière, pesait cinq livres; elle se composait
des éléments suivants : 1° plusieurs noyaux considérables, d'une
substance fibreuse, dure et criant sous le scalpel; 2° d'autres noyaux
d'une substance molle, jaunâtre, demi-transparente, contenus dans
des loges celluleuses dont les parois étaient dans quelques points le
siége d'une injection très-vive et même de petits épanchements; 3° une
masse de concrétions fibrineuses, friables, ayant une teinte brune
très-prononcée, et semblables aux couches stratifiées des anévrysmes,
si ce n'est qu'elles sont lardées de plusieurs points jaunâtres, analogues
au tissu tuberculeux ou au pus concret.

La malade fut portée dans son lit et pansée au bout d'une heure. Les bords de la solution de continuité furent médiocrement rapprochés et maintenus par des bandelettes agglutinatives; le tout recouvert d'un large linge fenêtré, de charpie et maintenu par un bandage de corps. La 1re journée se passa bien, sans douleurs, avec un peu d'inquiétude; la nuit, il y eut du sommeil. Le 2me jour, l'appareil levé, la plaie apparut couverte d'un enduit uni, grisâtre et brillant; la charpie était imbibée d'un liquide séro-sanguinolent. La journée fut bonne; la nuit, le sommeil fut agité; la malade se réveillait souvent en sursaut, comme si, dit-elle, le cauchemar lui eût coupé la respiration. Le 3me jour, la quantité du liquide séro-sanguinolent a diminué; la plaie est couverte d'un enduit jaunâtre, vernissé. La nuit est assez bonne. Le 4me jour, les bords de la plaie sont légèrement gonflés; elle est couverte d'un liquide sanieux clair. La journée et la nuit sont calmes; on accorde quelques cuillerées de bouillon de poulet. Le 5me jour, un peu de rougeur paraît aux bords de la plaie; une légère douleur se manifeste dans le sein opposé; le liquide sanieux qui couvre la plaie est plus épais. La nuit est agitée. Le 6me jour, la plaie est couverte de pus. Le soir, le faciès est altéré, le teint jaune, les lèvres bleuâtres, la malade se plaint de chaleur et d'une petite toux, mais n'a ni fièvre, ni frissons. Dans la nuit, elle a de la toux, une soif vive, de la chaleur; elle est très-inquiète. Le 7me jour, la plaie est pâle, d'un jaune rougeâtre, sans bourgeons charnus, couverte d'un pus abondant et bien lié. Un érysipèle circonscrit s'étend au-devant du sternum jusqu'à la mamelle du côté opposé. La journée et la nuit sont bonnes. Le 8me jour, le pus est abondant, la plaie sensible, dans le lieu surtout où les côtes ont été mises à nu. L'érysipèle s'est étendu vers le sein du côté opposé; un vésicatoire est placé devant le sternum, à gauche, sur la limite de l'érysipèle. Dans la journée, il y a de la fièvre, et pour la première fois quelques légers frissons; il survient cinq à six selles liquides, jaunâtres. La nuit est agitée, sans sommeil, avec de la chaleur et de l'oppression; il y a encore cinq à six garde-robes liquides. Le 9me jour, les ligatures se détachent, la plaie fournit peu de pus; l'érysipèle est plus pâle que la veille; la malade se plaint de chaleur et tousse souvent ; les deux côtés du thorax sont sonores ; cependant, à gauche, la respiration est moins pure, et l'on entend un râle crépitant obscur. Dans la journée, il y a de la fièvre ; le sein gauche est douloureux, rouge et tuméfié ; on le couvre de cataplasmes émollients. La nuit est agitée ; continuation de la diarrhée. Le 10ᵐᵉ jour, il n'y a pas encore de bourgeons charnus bien développés. Le sein gauche est très-rouge et volumineux ; on place un nouveau vésicatoire au-dessous de l'ancien ; on prescrit huit sangsues à l'anus et des lavements laudanisés. La journée est assez bonne ; le dévoiement arrêté. La nuit, le calme est troublé par des hoquets continuels. Le 11ᵐᵉ jour, le sein gauche est très-douloureux ; il y a de la fièvre, de l'abattement, de la surdité. Le soir, la langue est plus sèche que de coutume, le hoquet continue. Le 12ᵐᵉ jour, le sein gauche est couvert d'une escarre large comme une pièce de vingt sous ; la prostration est extrême. Le 13ᵐᵉ jour, un cercle rouge se dessine autour de l'escarre, la chaleur revient, le pouls se relève. Le 14ᵐᵉ jour, l'escarre se détache. Les jours suivants, la plaie qui résulte de la chute de l'escarre se couvre d'un pus abondant, extrêmement tenace, jaune, épais et d'une mauvaise odeur ; la malade tousse toujours un peu ; mais néanmoins les forces se soutiennent. Pendant huit ou dix jours, cet état change peu ; on permet quelques potages. Cependant, la plaie qui résulte de l'opération, après s'être couverte de bourgeons charnus mollasses et pâles, demeure stationnaire, tandis que celle du côté opposé grandit sans cesse et atteint rapidement la largeur de la paume de la main. Le 27ᵐᵉ jour, les selles redeviennent liquides ; la malade tousse beaucoup ; la respiration s'entend mal à gauche. Le 28ᵐᵉ jour, le facies est altéré ; les forces abattues, le courage anéanti. Le 29ᵐᵉ jour, la langue est sèche, les dents vernissées. Les jours suivants, la respiration devient de plus en plus difficile ; la langue et les dents sont couvertes d'un enduit noir ; des aphthes nombreux et larges se creusent sur la face interne des joues ; les dents incisives inférieures se logent dans des ulcérations de la lèvre qui les recouvre ; enfin la mort survient le 38ᵐᵉ jour après l'opération.

Toutes les veines de la partie supérieure du thorax, du cou et des membres thoraciques furent observées avec le plus grand soin, et ne parurent nullement altérées. Dans la poitrine, le côté droit était sain ; du côté gauche, le poumon était adhérent. Tirés hors de la poitrine, les poumons ne s'affaissent pas également : le gauche conserve sa forme, il est lourd et résistant lorsqu'on le touche ; incisé, il laisse écouler une grande quantité de liquide purulent d'un jaune rougeâtre, qui était contenu dans une multitude de petites loges arrondies et juxta-posées ; de sorte que le poumon semble formé par l'agglomération d'une quantité innombrable de locules ou alvéoles, dont chacune, vidée de son liquide, paraît avoir une paroi membraneuse très-vascu-laire. Tous les organes parenchymateux sont examinés avec soin, ils ne contiennent pas de pus : je n'en trouve pas non plus dans les articula-tions. La seule altération notable, outre celles dont je viens de parler, est l'ulcération de l'œsophage, dont la muqueuse a complétement dis-paru sur le trajet des plis longitudinaux. Le reste des intestins et le cerveau n'ont rien présenté de notable.

Réflexions. — Bien que, dans l'état actuel de la science, les deux maladies dont j'ai tracé l'histoire soient comprises sous le nom com-mun de cancer du sein, il n'est peut-être pas inutile de faire observer qu'elles diffèrent et par leur siége et par leur texture, puisque la glande mammaire est demeurée dans le premier cas indépendante et saine, tandis que dans le second elle paraît avoir été englobée dans la tumeur ; puisque la première masse morbide était constituée par du tissu encéphaloïde enkysté ; tandis qu'on trouvait dans la seconde, avec les tissus squirreux et colloïde des concrétions fibrineuses, stratifiées, vestiges d'un épanchement sanguin incomplétement ré-sorbé.

Les praticiens ont souvent occasion de remaquer que les tumeurs cancéreuses qui se développent chez une femme font éprouver des douleurs plus vives pendant la durée de l'écoulement menstruel ; la femme qui fait le sujet de ma seconde observation a échappé à cette

loi générale. C'est vers l'âge de quarante-sept ans que son sein a acquis
un volume et une sensibilité morbides; chaque époque menstruelle,
chaque application de sangsues, produisait un soulagement marqué.
Lorsque les règles cessèrent, la tumeur fut portée en trois mois au
volume d'une tête de fœtus, et prit une teinte violacée, due, comme
l'a démontré l'examen anatomique, à un épanchement sanguin considérable. Ainsi, dans ce cas remarquable, l'amélioration provenait également des évacuations sanguines naturelles et des évacuations artifi-
cielles; et lorsque le flux menstruel cessa, non-seulement la sensibilité
de la tumeur s'accrut, mais une hémorrhagie eut lieu dans son intérieur, comme pour suppléer celle dont l'organisme se trouvait privé,
phénomène curieux et bien propre à démontrer cette espèce de solidarité qui s'établit entre les organes et les productions morbides, véri-
tables organes surajoutés.

Les douleurs lancinantes ont été depuis longtemps, et sont encore
aujourd'hui regardées, par quelques chirurgiens, comme un des
symptômes caractéristiques du cancer. Si l'on ouvre les recueils
d'observations, on trouve plus d'une fois le diagnostic fondé sur
l'existence de ces douleurs; et, ce qui est plus grave, la détermination de l'opérateur a quelquefois dépendu de leur présence ou de
leur absence. Sans nier absolument la valeur de ce signe, je ne puis
cependant m'empêcher de croire qu'on en a exagéré l'importance.
Je suis certain de l'avoir vu plus d'une fois manquer dans des affections cancéreuses du testicule et de l'utérus; une des malades dont
je viens de rapporter l'histoire, a conservé son mal pendant plus
de deux ans sans éprouver de douleurs, et les douleurs lancinantes
ne se sont montrées que vers les derniers mois; l'autre a porté pendant dix-huit mois une tumeur qui a fini par acquérir le volume
d'une tête d'adulte, qui pesait quatre livres et était formée de tissu
encéphaloïde; et cependant, à aucune époque de la maladie, elle
n'a ressenti de douleurs lancinantes, ou d'une autre espèce quelconque.

Cette même femme se plaignait sans cesse de la douleur occasionnée par le poids de sa tumeur qui, en vertu de sa mobilité, se déplaçait et entraînait après elle la peau du cou et celle qui recouvre la clavicule. J'insiste à dessein sur cette circonstance importante à connaître; ce n'est pas, en effet, seulement sur les femmes affectées de cancer du sein qu'on rencontre cette sorte de douleurs; elles s'observent aussi chez les femmes très-grasses et pourraient induire en erreur un chirurgien qui ne serait pas prévenu. Dans ce cas, l'examen et le toucher ne font découvrir aucune tumeur, mais une mamelle volumineuse et pendante; les douleurs résultent des tractions que la mamelle exerce sur les parties voisines; un corset convenablement fabriqué et disposé de manière à soutenir le sein avec exactitude procure une guérison prompte et facile.

La pratique de l'opération, lorsqu'il s'agit de tumeurs très-volumineuses, présente des difficultés réelles. On recommande de commencer la dissection par la partie la plus déclive, afin d'éviter que les tissus sur lesquels on agit soient masqués par le sang, et pour se réserver la faculté d'attirer les ganglions adhérents à la tumeur détachée. Le précepte est bon, mais peut devenir d'une application dangereuse entres des mains inexpérimentées. Pour peu que la tumeur se prolonge en bas, rien n'est plus facile que de s'engager entre les parois thoraciques et le grand pectoral, et d'enlever ce muscle; car il est souvent adhérent à la production morbide, et aminci, tant par la compression qu'elle exerce sur lui, que par le défaut d'exercice; une précaution qui peut garantir contre cette faute, consiste à commencer la dissection de la tumeur par sa partie interne; on se rapproche ainsi des insertions sternales du muscle grand pectoral; et, avec de l'attention, on parvient à suivre ses fibres et à en faire la dissection sans l'endommager.

Souvent la tumeur est unie aux parties sous-jacentes par des brides fibreuses qu'on ne doit pas inciser sans précaution; mais qu'il faut couper avec des ciseaux vers l'extrémité qui touche à la tumeur. Celle-ci séparée et retranchée, les brides restent sur la plaie; c'est alors qu'il convient de les soulever, puis de les couper, en s'assurant avec le doigt qu'on ne laisse aucun noyau d'engorgement; ces recherches doivent être faites avec le plus grand soin et à plusieurs reprises; on ne saurait trop insister sur leur importance. C'est ainsi que furent découverts chez la première malade, un prolongement qui s'engageait au-dessous du muscle grand pectoral, et chez la deuxième, une tumeur splénoïde qui s'était formée dans l'épaisseur même de ce muscle, probablement par l'infiltration d'une certaine quantité de sang.

Il arrive quelquefois que la masse morbide se prolonge jusque sur le paquet des vaisseaux et des nerfs axillaires. Que faire dans ce cas? Lorsqu'on tire sur la tumeur, elle entraîne après elle les vaisseaux, de sorte que son rapport avec eux n'est point changé, et si on fait agir l'instrument tranchant, on court risque de blesser l'artère ou les nerfs. La première observation offre l'exemple de la conduite qu'on doit suivre : il faut qu'un aide instruit s'assure de la position du plexus nerveux et des vaisseaux, et les maintienne avec les deux mains, placées au-dessus et au-dessous du point qui correspond à la tumeur, puis, que l'opérateur tire de son côté de manière à opérer, en s'aidant d'instruments mousses, tels que spatule ou sonde cannelée, une séparation entre les parties malades et celles qu'il importe de conserver et d'épargner.

Le pansement a été fait, dans les deux cas, d'une manière qui s'éloigne de la méthode générale: les malades n'ont été pansées qu'une heure après l'opération. Les bords de la solution de continuité ont été rapprochés sans être ramenés au contact, et maintenus dans cette position à l'aide de bandelettes agglutinatives, assez écartées pour permettre l'issue des liquides. Le premier appareil a été levé dès le lendemain, et le pansement renouvelé ensuite tous les jours. M. Lisfranc, à qui appartient ce mode de pansement, lui attribue les avantages suivants : 1° voir la plaie; 2° la débarrasser du sang et de la sérosité qui se durcissent à sa surface, et forment, avec les pièces d'appareil, une sorte de calotte, qui retient les liquides et favorise leur décomposition, et par suite le dégagement et l'absorption de gaz délétères;

3° substituer des pièces de pansements propres et fraîches à des pièces échauffées et salies.

Quoi qu'il en soit des avantages ou des inconvénients de cette manière de panser, elle m'a permis d'examiner chaque jour les plaies, et de noter leur état avec le plus grand soin. J'ai pu ainsi constater quelques inexactitudes dans la description ordinaire des premiers phénomènes de la cicatrisation. Au bout de vingt-quatre heures, l'appareil est pénétré d'une sérosité sanguinolente très-abondante; les jours suivants la plaie fournit une sérosité, puis une matière sanieuse, d'abord rouge, ensuite jaunâtre, de plus en plus analogue au pus, et se recouvre en même temps d'une couche couenneuse, semblable à une fausse membrane, qui ne se détache que du cinquième au sixième jour. Les bourgeons charnus ne commencent guère à paraître que du sixième au dixième, et même au douzième jour (sur les muscles du moins). Dès ce moment, c'est du véritable pus qui est sécrété. Ainsi, contre l'opinion généralement professée, la plaie n'est jamais sèche. Dans toutes les périodes, on la trouve humectée d'un liquide dont l'abondance et les propriétés varient, et recouverte d'une couche pseudo-membraneuse que je me borne à signaler ici, mais sur laquelle je me propose de revenir un jour. Si les observateurs ont pu croire et écrire que la plaie est desséchée et d'un aspect hideux vers le troisième ou quatrième jour, cela tient peut-être au mode de pansement qu'ils ont employé, couvrant la surface dénudée de pièces d'appareil épaisses et multipliées qui absorbent les liquides à mesure qu'ils sont sécrétés, chargent et échauffent les parties, maintiennent, en un mot, la plaie dans un état de sécheresse tout à fait artificiel.

Il me reste à parler d'un phénomène assez curieux, qui est survenu dans la dernière période de la cicatrisation chez la première des malades dont j'ai rapporté l'histoire; il s'agit de petites ulcérations fibreuses siégeant sur les bords mêmes de la plaie. En ôtant les pièces d'appareil et en abstergeant la plaie, on trouvait un point très-limité, recouvert d'une substance jaunâtre et concrétée, qu'on avait beaucoup de peine à enlever. Après l'avoir détachée, on découvrait au-dessous d'elle un petit pertuis, dans lequel une sonde introduite s'enfonçait de deux à trois lignes; à chaque pansement, la même concrétion se retrouvait au-dessus de l'orifice. La cautérisation avec le nitrate d'argent m'a paru être un bon moyen de guérir ces petits trajets fistuleux; l'orifice s'élargit, le trajet diminue de longueur, comme si le fond s'approchait de la surface, et la fistule finit ainsi par être comblée. Lorsqu'une de ces ulcérations est guérie, il n'est pas rare qu'une autre se reforme dans les environs; on en peut voir ainsi plusieurs se succéder en quelques semaines; enfin, elles finissent par se fermer toutes. Ce fait, que je ne me rappelle pas avoir vu signalé par les auteurs, s'est présenté à moi dans deux autres circonstances, également à la suite d'opérations pratiquées sur un sein cancéreux. Peut-être ces ulcérations ont-elles quelque rapport avec des récidives. Il serait important de savoir si on les observe dans d'autres plaies que dans celles qui succèdent à des ablations de tumeurs carcinomateuses. L'observation nous donnera sans doute un jour la solution de cette question intéressante.

§ III. *Polype implanté dans la cavité même de l'utérus. — Ligature enlevée le quatrième jour. — Chute spontanée de la portion située au-dessus de la ligature. — Guérison.*

Marie Botton, réglée depuis l'âge de neuf ans, se maria à vingt-trois ans, et devint mère de quatre enfants. Ses accouchements furent naturels; sa santé demeura constamment bonne; jamais elle n'eut de fleurs blanches. Vers l'âge de trente-quatre ans, elle fut prise d'une hémorrhagie utérine qui dura presque continuellement pendant huit mois, et qu'accompagnaient des douleurs et des tiraillements analogues à ceux qui se développaient autrefois aux époques menstruelles. Un médecin et une sage-femme consultés furent d'avis que l'utérus renfermait une môle. La sage-femme introduisit sa main à plusieurs reprises dans le vagin, et se livra à des tentatives d'extraction sur lesquelles nous n'avons pas pu obtenir de la malade des détails satisfaisants. Cependant le mal faisait des progrès; la malade commença à avoir des flueurs blanches abondantes, et à ressentir des douleurs analogues à celles de l'accouchement; ses règles devinrent irrégulières; elle éprouva de la difficulté à expulser les matières fécales et les urines; on fut même obligé de la sonder; elle maigrit; la peau prit une teinte jaune, et les extrémités inférieures s'infiltrèrent.

C'est dans cet état qu'elle entra à la Pitié, le 3 mai 1834. Il y a alors deux ans que sa maladie a débuté. Elle ne se plaint que de faiblesse générale et de la perte de son appétit; les douleurs ne se font point sentir lorsqu'elle garde le lit; elles ne sont ni lancinantes ni pulsatives; c'est plutôt un sentiment de pesanteur et de traction qui augmente pendant la marche et dans les temps humides. (La malade m'a fourni ce dernier renseignement d'elle-même et sans que je l'interroge à cet égard.) Le toucher fait reconnaître une tumeur grosse comme une tête de fœtus de quatre à cinq mois, qui remplit le vagin, dont la surface est irrégulière et facile à déchirer, et de laquelle s'écoule alors un liquide sanieux et rougeâtre. Le doigt atteint difficilement la partie la plus reculée de la tumeur; toutefois, après plusieurs essais, on parvient à sentir qu'elle se termine par un pédicule épais et ferme dont le diamètre a plus d'un pouce; ce pédicule est embrassé et serré par un anneau résistant qu'on peut soulever avec l'extrémité du doigt, de sorte qu'il y a lieu de penser que la tumeur dont il s'agit s'insère dans la cavité même de l'utérus.

Une opération était indispensable : elle fut pratiquée le 7 mai. La malade ayant été préparée par des lavements émollients et narcotiques, et placée comme pour la taille périnéale, M. Lisfranc s'efforça d'abaisser la tumeur en exerçant sur elle des tractions au moyen d'érignes implantées dans son épaisseur, en même temps qu'un aide refoulait l'utérus par des pressions méthodiques faites sur la région hypogastrique. Ce temps de l'opération fut contrarié par la structure molle de la tumeur qui se laissait déchirer, et le polype ne put être amené qu'en partie au niveau de l'orifice vulvaire. Cependant cet abaissement, quoiqu'incomplet, permit de constater l'état des parties, et

confirma le diagnostic. M. Lisfranc, s'étant résolu à pratiquer la ligature, essaya de faire passer un fil d'argent entre la base de la tumeur
et le bourrelet qui l'étranglait. Il y parvint avec peine; et ne put faire
remonter le fil jusqu'au point d'insertion du polype; ce fut donc au-
dessous de ce point qu'il étreignit le pédicule; la ligature fut maintenue au moyen du serre-nœuds de Levret. Aucun accident ne suivit
l'opération, ni douleurs, ni frissons, ni hémorrhagies, malgré le dé-
chirement qu'avaient produit les érignes implantées dans la tumeur.
Le polype s'accrut le premier jour; mais, dès le lendemain, il commença à se flétrir et à diminuer. Le quatrième jour, pendant qu'on
imprimait des mouvements à la malade pour la placer sur le bassin,
le fil d'argent se cassa. Je retirai le serre-nœuds, et je constatai que le
fil d'argent avait été noirci, dépoli et profondément attaqué par suite
de son séjour au milieu des parties. Comme la portion de polype contenu dans le vagin exhalait une fort mauvaise odeur, je résolus d'en
débarrasser la malade; il me fut facile d'enlever avec les doigts des
lambeaux putréfiés, et dans lesquels je ne pus retrouver aucune trace
d'organisation. Cette manœuvre, plusieurs fois répétée et secondée
par des injections, vida presque complétement le vagin. Il restait encore un prolongement de la longueur du doigt épanoui au-dessous du
col de l'utérus en forme de champignon et qui, s'enfonçant dans la
cavité utérine, ressemblait assez à un clou dont la tête aurait été tournée
en bas. Ce prolongement fut saisi entre les doigts indicateur et médius
introduits dans le vagin, et des tractions très-fortes furent exercées
sur lui, sans qu'il fût possible de rompre ses adhérences avec la matrice; on sentait au contraire très-bien au travers de la paroi abdominale les mouvements de cet organe, qui correspondaient à ceux qu'on
imprimait au reste du polype. On se prépara donc à porter profondément une nouvelle ligature qui embrassât la partie la plus reculée du
pédicule. Mais on remarquait que l'injection faite dans le vagin entraînait des morceaux de matière brune et puante, et chaque matin, en
touchant, on trouvait le polype diminué en proportion des pertes de
substance qu'il avait subies. Au bout de six jours, le col de l'utérus

était parfaitement libre, dilaté de manière à admettre deux doigts.
L'indicateur profondément porté dans l'utérus sentait vers le fond une
portion un peu élevée, large d'un pouce, inégale, et dont on enlevait
avec l'ongle des portions semblables à des débris de placenta. Le toucher pratiqué chaque jour permit de constater la chute de ces der-
nières portions adhérentes et de sentir l'intérieur de l'utérus lisse,
poli et tout à fait débarrassé. Le col de l'utérus se ferma rapidement ;
la matrice revint à son volume normal. En même temps, les douleurs
cessèrent entièrement, l'embonpoint reparut, les règles se rétablirent,
et la malade, gardée trois mois après sa guérison, fut ensuite renvoyée
dans un état de santé parfait, sans flueurs blanches, ni aucun écoulement.

Réflexions. — Ce fait est très-important en ce qu'il juge une question débattue entre deux chirurgiens célèbres. On sait, en effet, que
Levret et Boyer ne sont point d'accord relativement à la manière
dont survient la chute d'un polype sur lequel a été portée une ligature. Levret avance (et j'emprunte ici ses paroles) que « le pédicule
« du polype qui périt en place, au moyen d'une ligature quelconque,
« ne tombe pas plus où on l'a posée que la portion du cordon ombili-
« cal qui reste attaché au ventre de l'enfant ; celle-ci se séparant *toujours*,
« dans l'ordre naturel, au cercle de la peau du ventre ; et le pédicule
« du polype au lieu sain de l'endroit qui lui a donné naissance, et par
« conséquent au-dessus de toute ligature. » (*Journal de Vandermonde*,
t. XXXII, p. 536.) — Boyer démontre que cette comparaison du pédicule d'un polype avec le cordon ombilical manque de justesse, et
établit que la section du pédicule a *toujours* lieu dans l'endroit même
où la ligature a été placée. Il me semble que la question a été posée
de part et d'autre d'une manière trop absolue. Sans doute les choses
se passent dans l'immense majorité des cas comme Boyer l'a indiqué ;
mais, n'est-il pas possible qu'il en arrive autrement ? De ce que Levret
a présenté une explication erronée, s'ensuit-il qu'il faille rejeter les
faits qu'il a mal interprétés ? Dans son traité des polypes (p. 250) et

auteur rapporte une observation qu'on n'aurait pas dû oublier; c'est celle d'un polype des fosses nasales sur lequel il appliqua successivement trois ligatures : les portions liées tombèrent; mais le corps de la tumeur, sur lequel s'implantaient ces trois appendices, était demeuré dans la narine, et Levret se disposait à passer une quatrième ligature autour du pédicule lorsqu'il s'aperçut que cette portion était vacillante et ne tenait presque plus; il la tira un peu à lui et, dit-il, elle obéit à la plus petite force et fut amenée au dehors. Pour qu'il ne reste aucun doute à ce sujet, il a fait représenter la tumeur avec ses appendices, dans la planche 1re de son ouvrage. Les observations de polypes utérins qu'il invoque à l'appui de son opinion sont loin d'être aussi concluantes; mais je pense que celle dont j'ai présenté les détails établit le fait d'une manière incontestable. Quant à l'explication, il est probable que l'excitation portée dans toute la tumeur par la ligature, en a déterminé la gangrène et la chute spontanée. Ce serait une erreur grave que de croire qu'il en sera toujours ainsi dans des conditions semblables; d'une part, il arrivera souvent que le pédicule ne subira pas l'influence désorganisatrice de la ligature; d'une autre part, à supposer que ce résultat ait été obtenu, la présence continuelle d'un corps en putréfaction dans l'intérieur du vagin et de l'utérus entraînera des accidents auxquels la malade ne pourra résister. Je ne voudrais donc pas tirer de ce fait la conclusion qu'il est indifférent de lier le pédicule dans un point plus ou moins rapproché de son insertion; je le rapporte seulement afin que, dans un cas analogue, le chirurgien ait à l'avance la mesure de ce qu'il peut attendre de la nature, qu'il ne se presse pas d'agir et qu'il ne renouvelle pas les opérations, avant de s'être assuré qu'il ne reste plus de chance d'une guérison spontanée.

§ IV. *Hernies étranglées méconnues.*

Bien que le diagnostic des maladies chirurgicales soit en général moins incertain que celui des maladies internes, il faut cependant convenir que les erreurs commises dans la pratique de la chirurgie sont fréquentes et variées. Peut-être en verrait-on diminuer le nombre, si elles étaient plus connues, si les observations en étaient plus souvent présentées aux jeunes gens; si, en un mot, tous les chirurgiens apportaient à l'aveu des fautes le même empressement qu'ils mettent à publier les succès. Ces réflexions s'appliquent surtout aux erreurs de diagnostic qui sont à la fois très-dangereuses pour le malade dont elles compromettent l'existence et très-faciles à éviter; malheureusement ce sont surtout les cas de cette nature qu'on ensevelit dans le silence, parce que l'erreur suppose alors de la part du chirurgien de la négligence ou de la préoccupation. La hernie étranglée, inguinale ou crurale, lésion redoutable et qui est ordinairement caractérisée par des signes si manifestes, qu'il suffit de jeter un coup d'œil sur la région inguinale pour s'assurer de son existence; la hernie étranglée est restée quelquefois complétement ignorée pendant plusieurs jours, parce qu'on avait oublié d'examiner l'aine. J'ai observé deux faits de ce genre dans les hôpitaux; j'en ai recueilli plusieurs de la bouche d'anciens internes; il est donc probable que cette méprise n'est pas très-rare; et pourtant celui qui se bornerait à compulser les recueils d'observations en soupçonnerait à peine la possibilité. C'est là ce qui m'a déterminé à rapporter les deux observations suivantes, dont l'une est extraite de l'excellente thèse de M. A. Bérard sur le diagnostic dans les maladies chirurgicales, et dont l'autre est nouvelle.

Ire OBSERVATION.

Un homme de 40 ans entra à l'hôpital de la Pitié, avec une coloration jaune de la peau, une hypertrophie considérable du foie, une vive douleur dans le flanc, une fièvre ardente et une diarrhée abondante. Il succomba en quelques jours. A l'autopsie on trouva le foie hypertrophié et contenant de vastes poches purulentes; mais on rencontra aussi une hernie inguinale du colon transverse avec gangrène et péritonite générale; on ne l'avait pas soupçonné pendant la vie. (Thèse de M. Bérard, p. 177.)

IIe OBSERVATION.

Le 17 du mois dernier, un garçon jardinier, âgé de 21 ans, fut pris après son dîner de coliques et de vomissements qu'on considéra comme les accidents d'une indigestion; il se coucha, et souffrit beaucoup pendant la nuit. Le lendemain, il fut visité par un jeune docteur, ancien interne des hôpitaux, qui pensa que le malade avait eu en effet une indigestion, et qui prescrivit un lavement laxatif. Le malade, n'ayant pas éprouvé de soulagement, on envoya chercher, le surlendemain, M....., membre de l'Académie de médecine. Ayant trouvé le ventre tendu et douloureux, des coliques et des vomissements, celui-ci diagnostiqua une entérite, et fit appliquer des sangsues à l'anus et sur l'abdomen; l'état du malade alla néanmoins en s'aggravant. Le 4e jour, à neuf heures du soir, un autre médecin, également ancien interne des hôpitaux et ami de la maison, fut prié d'examiner le patient; il trouva la face rouge, grippée, la peau chaude, le pouls dur et très-développé, le ventre tendu, ballonné, très-douloureux à la pression, surtout dans la fosse iliaque droite. Ayant ausculté l'abdomen, il crut entendre un bruit de frottement, et soupçonna une péritonite ou un étranglement interne. Le malade disait être allé à la garde-robe la veille au soir; interrogé sur la question de savoir s'il avait un effort, il répondit qu'il n'en avait pas et n'en avait jamais eu. Une heure plus tard, c'est-à-dire soixante-quinze heures après le début de la maladie, il avouait avoir un effort qu'il avait jusque-là dissimulé dans la crainte de nuire à son mariage. On reconnut alors qu'il avait une hernie inguinale étranglée. Transporté le lendemain matin à la Pitié, dans le service de M. Sanson, il subit l'opération, à la suite de laquelle il succomba au bout de deux jours.

On voit dans ces deux observations une hernie inguinale étranglée persister plusieurs jours, sans qu'on l'ait soupçonnée; ignorée dans le premier cas jusqu'au moment de l'autopsie, dans le second jusqu'à l'aveu du malade; ignorée, parce qu'on n'avait point examiné la région inguinale; car, si cet examen eût été fait, nul doute que la maladie n'eût été reconnue. Mais comment cet examen n'a-t-il pas été fait, les malades ayant été, dans les deux cas, soignés par des médecins instruits? C'est que le premier malade portait, en même temps que sa hernie, une maladie du foie dont les symptômes bien tranchés attiraient et fixaient exclusivement l'attention du médecin; c'est que, chez le second malade, les troubles fonctionnels suscités par l'étranglement pouvaient être, et ont été en effet, attribués à une autre affection, à une indigestion, puis à une entérite, enfin à une péritonite ou à un étranglement interne; c'est que le malade a répondu non, quand on lui a demandé s'il avait une hernie. Que conclure de ces faits? 1° Qu'il ne faut jamais s'arrêter aux assertions des malades, quand on peut vérifier par soi-même le fait sur lequel on les interroge; 2° qu'on ne doit pas subordonner l'examen du corps à la forme ou à la marche des troubles fonctionnels. Quel que soit le siége et l'apparence de l'affection pour laquelle on est appelé, il faut se poser comme règle constante et invariable de découvrir entièrement le malade, et de constater par ses yeux l'état des régions les plus importantes.

Il arrive très-rarement que la hernie s'étrangle dans la première enfance. Cela n'est cependant pas sans exemple; en voici quelques observations : On lit dans les *Archives* (mai 1833, p. 90) l'histoire d'une hernie inguinale congénitale, du côté droit, sur un garçon de 18 mois. Cette hernie, s'étant étranglée, fut opérée avec succès par le docteur Adams. — Dans la *Gazette médicale* du 28 septembre 1833, se trouve l'histoire d'une hernie inguinale congénitale, aussi du côté droit et étranglée, sur un enfant de 18 mois, qui fut opéré et guéri par le docteur Hildebrand. — La *Lancette* de l'année 1833 (page 336) contient un fait semblable, observé sur un enfant de 4 mois. — M. Potain, chirurgien à Saint-Germain, a aussi guéri par l'opération une hernie inguinale congénitale étranglée, sur un enfant de 2 mois. (*Archives*, 1re série, t. XV, p. 469.) Dupuytren a opéré avec succès en 1828 une hernie inguinale droite, étranglée, chez un enfant de 20 jours. (*Gazette médicale*,

15 juin 1833.)—Enfin, en 1826, Heyfelder a pratiqué la même opération
sur un enfant de 8 jours, également pour une hernie inguinale étranglée, du côté droit; le malade mourut; la portion iléo-cœcale de l'intestin était sphacélée. (*Ibid.*)

Dans ces six hernies, toutes congénitales et inguinales, on voit la
maladie se montrer constamment à droite; cette circonstance dépe-
de ce que la communication entre le péritoine et la tunique vagina-
s'oblitère du côté droit plus tard que du côté opposé. On peut remaquer aussi que la hernie a été, dans les six cas, reconnue, opérée,
même guérie, à une seule exception près. La lecture de ces faits est
certainement instructive et fort utile; mais, je le répète, pourquoi ne
trouvons-nous pas à côté de ces exemples de succès une seule observation de méprise ? Est-ce donc que la méprise n'a jamais eu lieu ? Je ne
pense pas qu'il en soit ainsi; car, chez les enfants extrêmement jeunes,
le diagnostic de la hernie étranglée présente plus de difficulté que
chez l'adulte. 1° Comme l'étranglement y est infiniment plus rare,
l'observateur se tient moins en garde; 2° presque constamment le
ventre se météorise et détourne l'attention du médecin; 3° le pubis
est fourni d'une grande quantité de tissu adipeux, au milieu duquel
le soulèvement produit par les parties herniées est difficile à constater, surtout quand ces parties ont peu de volume; et la tuméfaction
est si légère, et se confond tellement avec le relief du pubis, qu'on
peut avoir sous les yeux le corps du petit malade, sans que l'attention
soit attirée sur la région inguinale. A l'appui de ces propositions, je
citerai le fait suivant :

IIIe OBSERVATION.

Le 11 du mois dernier, j'étais allé à l'hospice des Enfants-Trouvés,
pour vérifier quelques points d'anatomie sur le fœtus. Parmi plusieurs
petits sujets, j'en remarquai un bien constitué, dont le ventre était
extrêmement tuméfié, et qui portait à la région hypogastrique des
traces récentes de piqûres de sangsues. Comme je demandais ce

qu'avait eu cet enfant, M. Guéretin, interne des hôpitaux, m'invita à assister à l'autopsie, en me promettant une belle péritonite. Le ventre ayant été ouvert, nous aperçûmes la masse intestinale très-distendue; mais l'abdomen ne contenait aucun liquide; les intestins et les parois abdominales étaient pâles, non recouverts de fausses membranes; en un mot, il n'y avait aucune trace de péritonite. Observant toutefois que le météorisme n'occupait que l'intestin grêle, et qu'au contraire le gros intestin était affaissé, je pensai qu'il y avait eu quelque interception au cours des matières, et me mis à en rechercher la cause. C'est alors que je découvris une hernie inguinale du côté droit. La partie herniée appartenait à la fin de l'intestin grêle, huit pouces avant le cœcum; ce n'était pas une anse entière, mais seulement une portion du calibre de l'intestin; elle avait contracté avec le contour de l'anneau inguinal des adhérences couenneuses extrêmement faibles, car on les rompit sans le vouloir et en remuant le cadavre; elle était peu considérable, du volume d'une framboise et d'une couleur violacée, résistante et tendue; elle présentait deux rétrécissements circulaires de la profondeur d'une ligne, superposés, et dont le supérieur, autant qu'on a pu en juger par un examen rapide, correspondait à l'anneau; celui-ci avait de deux à trois lignes de largeur. La hernie était congénitale; le testicule, entièrement descendu, s'apercevait au fond de la poche, qui, dans toute son étendue, était rouge et couverte de fausses membranes. Au-dessus et au-dessous de l'étranglement, l'intestin était rouge dans l'étendue d'un pouce; au delà, toute espèce de lésion cessait. Les deux bouts d'intestin s'accolaient l'un à l'autre, et cette disposition avait déterminé la formation d'un éperon qui s'avançait dans la cavité de l'intestin, de manière à intercepter presque complétement la communication.

Après avoir constaté ces lésions anatomiques, il était intéressant de connaître l'histoire de la maladie : je dois les détails qui suivent à l'obligeance de M. Guérelin. Cet enfant était né au mois d'avril 1837, par conséquent il avait trois mois; il était fort et bien développé. Bien portant d'ailleurs, il était entré à l'hôpital le 4 juillet, pour une bronchite

qui disparut promptement. Le 8 juillet, au matin, l'infirmière s'aperçut qu'il avait vomi pendant la nuit, et qu'il avait eu de la diarrhée
verte. On remarqua à la visite que le ventre était douloureux et légèrement tendu, la respiration difficile et anxieuse. M. Thévenot pronos-
tiqua une péritonite, ordonna trois sangsues sur le ventre, et fit mettre
l'enfant dans un bain tiède longtemps prolongé. L'enfant continua à
vomir, et le ventre se météorisa de plus en plus. Voyant qu'à la diarrhée avait succédé de la constipation, la sœur prit sur elle d'adminis-
trer en lavement une demi-once d'huile de ricin, qui produisit trois ou
quatre selles peu abondantes, après lesquelles le petit malade fut con-
stipé jusqu'au moment de sa mort. Le deuxième jour, M. Guéretin vit
le malade. La figure était continuellement barbouillée de matières vertes
vomies par la bouche et par le nez, la face grippée et quelquefois
violacée, le ventre extrêmement tendu et météorisé, très-sensible à la
pression, quel que fût le lieu qu'on touchât ; le pouls vif, inégal, petit
et concentré ; la respiration se faisait par inspirations courtes et pré-
cipitées : il survenait de temps en temps des accès de suffocation qu'on
attribuait au refoulement du diaphragme. Persuadé de l'existence
d'une péritonite, M. Guéretin fit appliquer trois nouvelles sangsues,
et prescrivit plusieurs bains prolongés, seul moyen qui calmât un peu
l'enfant. A midi, les vomissements cessèrent ; mais la dyspnée augmenta, les accès de suffocation se rapprochèrent, et l'enfant mourut
asphyxié le troisième jour, à dix heures du matin.

PROPOSITIONS.

I.

On peut dire d'une manière générale, mais non absolue, que la parole est la voix articulée; car il est aujourd'hui démontré qu'on peut parler sans larynx.

II.

Conseiller une amputation, ce n'est pas déclarer qu'il est impossible de conserver le membre; ce n'est pas non plus déclarer qu'il ne reste au malade que cette voie de salut : cela veut seulement dire que de tous les moyens à employer, l'amputation est celui qui présente le moins de chances défavorables.

III.

La maladie décrite par Boyer sous le nom de spina-ventosa des enfants est une affection tuberculeuse des os.

IV.

Lorsqu'une hémorrhagie consécutive se fait par une plaie du cuir chevelu, s'il y a en même temps de l'érysipèle, la ligature de l'artère ouverte est préférable à sa compression.

V.

Dans le traitement des tumeurs érectiles, le but du chirurgien doit être d'imprimer aux tissus accidentels une modification qui entraîne l'oblitération des vaisseaux. L'extirpation n'est qu'une méthode exceptionnelle.

VI.

Dans le furoncle, il n'y a pas nécessairement étranglement et inflammation gangréneuse; ce que l'on prend pour du tissu cellulaire adipeux gangrené n'est autre chose qu'un produit de sécrétion, qu'on pourrait appeler *matière bourbillonneuse*.

VII.

L'engorgement de ganglions axillaires, dont on juge l'enlèvement impossible, n'est pas toujours une raison suffisante pour renoncer à l'extirpation du sein. Il serait utile de déterminer les cas qui permettent d'agir, et ceux dans lesquels il faut s'abstenir.